科普中国书系·解锁基因智库

基因科技护航生命健康!

基因智疗

刘德培 李 青 王友华 著

科学普及出版社

·北 京·

图书在版编目（CIP）数据

基因智疗 / 刘德培，李青，王友华著. -- 北京：
科学普及出版社，2023.1（2023.3 重印）
（科普中国书系. 解锁基因智库）
ISBN 978-7-110-10310-4

Ⅰ.①基… Ⅱ.①刘… ②李… ③王… Ⅲ.①基因疗
法—普及读物 Ⅳ.① R456-49

中国版本图书馆 CIP 数据核字（2021）第 204826 号

策划编辑	郑洪炜　牛　奕	
责任编辑	韩　笑	
封面设计	金彩恒通	
正文设计	中文天地	
责任校对	邓雪梅	
责任印制	徐　飞	

出　　版	科学普及出版社
发　　行	中国科学技术出版社有限公司发行部
地　　址	北京市海淀区中关村南大街 16 号
邮　　编	100081
发行电话	010-62173865
传　　真	010-62173081
网　　址	http://www.cspbooks.com.cn

开　　本	710mm×1000mm　1/16
字　　数	162 千字
印　　张	10.5
印　　数	1001—3000 册
版　　次	2023 年 1 月第 1 版
印　　次	2023 年 3 月第 2 次印刷
印　　刷	北京盛通印刷股份有限公司
书　　号	ISBN 978-7-110-10310-4 / R · 895
定　　价	58.00 元

（凡购买本社图书，如有缺页、倒页、脱页者，本社发行部负责调换）

《科普中国书系·解锁基因智库》科普系列丛书

科学顾问

范云六　院士　中国农业科学院生物技术研究所

刘德培　院士　中国医学科学院

邓子新　院士　上海交通大学

钱　前　院士　中国农业科学院作物科学研究所

编委会

主　任: 林　敏

副主任: 冯　雁　李　青　李新海　宋乐永　张宪法

委　员（按姓氏笔画排序）: 王友华　王旭静　王晓举　田　健

边全乐　朱　斐　刘培磊　汤　波　孙卓婧　孙国庆　孙俊立

谷晓峰　张庆忠　张志芳　张宏翔　张春义　陈茹梅　郑　戈

战　钊　姜梅林　徐琳杰　普　莉　路铁刚　燕永亮　薛爱红

策划人: 王友华

撰稿人（按姓氏笔画排序）: 王友华　王　婷　邓　锐　丰金波

刘兴建　李　鹭　李春梅　金　赫　唐巧玲　康宇立　崔　艳

梅英婷　焦　健　廖丹凤　樊　颖

主持单位

中国农业科学院生物技术研究所

支持单位

中国农业科学院作物科学研究所

上海交通大学

中国医学科学院

光明网

中国农学会

中国生物工程学会

中国农业生物技术学会

　　基因技术日新月异，为现代社会的发展带来了新的科技变革。随着科学家对基因持续深入地研究，新的理论机制不断明晰、新的成果产品不断涌现，人类对生命奥秘的认知终于抵达基因层面，更多样、更深入。有关基因的话题总会成为热点，如转基因、基因工程、基因编辑、基因芯片、基因诊断、基因治疗、合成基因等，既时时吸引人们的关注，又屡屡引发公众的争议。随着基因科技与人工智能、大数据信息等领域的科技融合，与基因相关的知识、技术便潜移默化地融入人们生活的方方面面，成为人类社会中不可或缺的一部分。

　　现在，以转基因技术为核心的现代生物技术被广泛应用于农业、医疗、工业等各个领域，社会效益和经济效益日渐凸显。在农业领域，科学家利用基因和基因编辑等技术，提高农作物的抗性、产量、品质等，基因科技在减少农药施用、节省人力成本、提高农产品附加值等方面发挥了重要作用。在医学领域，胰岛素、生长激素、促红细胞生成素等基因工程制药，以及通过基因编辑技术修复基因缺陷的基因治疗，为疾病治疗带来革命性变化。在环保领域，科学家巧妙利用基因寻找解决长期以来困扰人类的农药化肥、工业"三废"、废旧塑料等环境污染问题的答案。在工业领域，基因工程也在乙醇生产、丁醇生产、淀粉性能修饰、纤维素利用、食品生产、生物新材料开发等方面发挥着越来越重要的作用。

科学技术是柄双刃剑，对于未知的事物，人们有了解和探求真相的渴望，这是人们寻求进步的本性；同时，对于未知的事物，人们也有畏惧和抵触，这是人们保护自身的本性。正确理性地传播基因科学、帮助公众获得正确的科学认知、激发公众探索生命奥义的兴趣、让公众理性认识和接纳基因工程新产品，这些毫无疑问是当前科学家、新闻媒体和科普工作者共同的使命和责任，也是我们编写和出版"解锁基因智库"系列丛书的初心和目标——为人们带来科学严谨又通俗易懂的基因科普作品，让公众走进基因的神秘世界，消除那些因误解或不了解而产生的担忧。最终，让公众走近科学，也让科学为公众服务。

　　与其他大众图书不同，科普作品有其自身创作、编辑和成熟的过程。一本好的科普书，需要同时兼顾科学性、通俗性以及趣味性。当下，虽然与基因相关的科技新闻报道和科普图书日益增多，但原创匮乏。究其原因，一是市场上的基因科普作品数量本就缺乏，围绕基因进行科普的书更是少之又少；二是当前销量较高的基因科普作品基本是从国外引进的，如《基因与命运》《基因传》等，原创且符合中国特色的科普作品亟须出版；三是现有的基因科普作品尚不够系统全面，虽然围绕人类行为、生活和健康的创作较多，但是对基因本身的关注较少，无论是对其在自然世界中扮演的重要角色的评述，还是对其在人类社会中发挥的重要作用的介绍，到目前为止都还较少，也缺乏系统性和全面性。

　　基于此，由中国工程院范云六院士领衔创作了《基因智慧》，中国科学院钱前院士领衔创作了《基因智种》，中国科学院邓子新院士领衔创作了《基因智造》，中国工程院刘德培院士领衔创作了《基因智疗》，以期"明其因、辩其理、正其名"，四位院士作为《科普中国书系·解锁基因智库》科学顾问，对丛书的整体架构与设计进行了把关，确保了丛书的系统性和科学性。丛书的编委会由坚守科研一线并开展科学普及的知名专家、国家杰出青年科学基金获得者林敏研究员担任主任，由上海交通大学生命科学技术学院常务副院长冯雁、中国医学科学院北京协和医学院副院校长李青、中国农业科学院生物技术研究所所长李新海、光明网副总经理宋永乐、农业农村部科技教育司张宪法担任副主任，由来自不同领域的权威专家担任编委会委员。在组织编写的过程中，一批耕耘科研一线的青年科学家、心系公益科普的生物学博士以诚挚的热情、严谨的态度，不畏困难、积极协作，历时两年创作成了这套书。

《科普中国书系·解锁基因智库》科普丛书分为四册，分别是《基因智慧》《基因智种》《基因智造》和《基因智疗》。《基因智慧》作为丛书的开篇，重点介绍人类一直在探索的"基因智慧"，通过一个个生动有趣的故事讲述了基因在动物、植物及人类的生存发展中发挥的重要作用，简述人类如何借鉴"基因智慧"改变和服务现代生活，展望"基因智慧"在未来如何造福人类。《基因智种》以一粒种子作为起点，讲述科学家利用基因的利刃创造优良的动植物种质资源，满足不断增长的农业生产需求，一个个与生活息息相关的"基因智种"故事，带领读者一起领略科学创造的魅力。《基因智造》放眼智造食品、智造材料、智造电子数据、智造能源、智造健康、智造生命这六个领域，讲述基因智造的"神奇之手"在新生命、新材料和新技术的发展历程中，以及在人类社会的各个领域里书写的美好故事。《基因智疗》则从基因疫苗、基因检测、疾病动物模型、基因工程药物、基因治疗五个角度，呈现基因科学在疾病治疗中的点睛作用，让读者深刻体会基因在人类的生命长河中发挥的重要作用。

科学的蓬勃发展如同基因的空间结构，呈螺旋式上升。科学知识也总是在推陈出新的过程中推动科技进步、引领人类社会进步。丛书中一些基因科学也许仍然需要在探索的基础上不断更新，但我们仍然希望现有的探索和努力能让大家获得启发和成长，与我们共同推进科学事业的发展。这不仅仅是一套科普基因科学的图书，更是一把打开基因世界大门的钥匙。翻开一本书，打开一扇门，拥抱科技之光，希望我们一起行得更高，走得更远。

　　"祝您身体健康"无疑是生活中使用频率很高的祝福语。拥有健康的身体是人们建设美好生活的坚实基础和开启快乐人生的先决条件。但世事无常、时而事与愿违，疾病总是伴随人类，健康、亚健康、生病，三种状态往复循环，无论是强壮还是羸弱，人的一生中都会有或多或少疾病来袭的经历，百病不侵是不存在的。1978 年，世界卫生组织颁布了《疾病分类与手术名称》，这本书记载了上万种疾病的名称，但即便如此，迄今，依然没有任何一本医学书能把人类所有的疾病完整收录，因为每时每刻都有可能有新疾病出现或被发现。

　　可以说，人类繁衍生息的历史就是人类不断同疾病和自然灾害斗争的历史，科学家和医生在拯救人类疾苦的路上奋战千百年以寻求解决之道。

　　时至今日，人类已经摸索出了一套组合拳来应对各类疾病。我国现存的最早医书《黄帝内经》中有"上医治未病"的主张，而疫苗的研发正是把这种主张发挥到极致的医学途径，疫苗是医学史上伟大的发明之一，其中重组乙肝疫苗更是拯救了无数人的生命。然而，并不是所有的疾病都可以通过疫苗来预防，因为有些疾病是与生俱来，从上一辈亲人那里遗传而来的。我们通过人类基因组信息可以知道，患病者是由于哪些基因发生了变异才生了病，但很难知道这些突变真正的发生原理。"知己知彼，百战不殆"，我们还需要了解这些基因在人体内具体发挥什么样的功能，明确发病机制和机理。科学家为此建立了"人类疾病动物模型"来探索这些功能基因在生物体内具体发挥的功能。人类通过科学探索，发现了基因突变的机理后，就要将这些伟大的科学发现应用到实践当中来。基因检测的科学技术此时便派上了用场，可以结合人类的基因组信息，预防新生儿遗传疾病的发生，了解患者的哪个基因出现了问题，以便对症下药。在了解具体的基因问题和发病机理的同时，科学家还可以根据疾病动物模型和基因检测这两条线索进行药物研发，重组人胰岛素等一系列药物拯救数以亿计的患者。然而，药物的研发并非一劳永逸，而且有些药物的价格高昂，副反应大。科学家采用如基因修复这类更先进、更经济、适应性更强的方法，进一步拯救人类的疾苦。

　　本书主要从基因疫苗、疾病动物模型、基因检测、基因工程药物、基因治疗五个方面来描述基因在人类的生命长河中所发挥的重要作用，邀你走进基因智疗，探索人类健康未来。

中国工程院院士　　　国家战略性新兴产业发展　　全国优秀科普作品获评作者
　　　　　　　　　　专家咨询委员会委员

2021 年 11 月

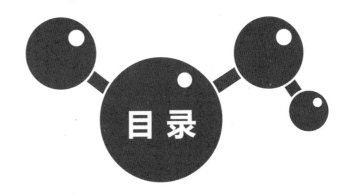

目录

第一章

上医治未病——基因疫苗横空出世

第一节　人生第一针——乙肝疫苗 / 2

第二节　艾滋病疫苗研发—— 40 年求索路 / 7

第三节　狂犬病病毒疫苗让狂犬病不再狂妄 / 10

第四节　肿瘤个性化治疗疫苗 / 14

第五节　永绽芳华——让女性远离宫颈癌的人乳头瘤病毒疫苗 / 17

第六节　"病毒界撒旦"的"血疫"之战——埃博拉病毒疫苗
　　　　出击 / 22

第七节　病毒终结者——流感病毒疫苗 / 26

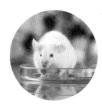

第二章

基因陷落的疾病探索——从人类疾病动物模型找真相

第一节　动物模型最佳明星——小鼠 / 32

第二节　生物学研究的"万能钥匙"——果蝇 / 36

第三节　绵绵"鱼"力，贡献不绝——"水中小白鼠"斑马鱼 / 40

第四节　"哮天犬"为人类疾病再立新功 / 44

第五节　作为动物模型的"二师兄" / 47

第六节　探取"大师兄"猴哥"抗病真经" / 52

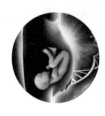

第三章

疾病探查界的"扫雷"小能手——基因检测

第一节　人的健康起点——试管婴儿的基因优选 / 56

第二节　让"唐宝宝"变成历史——预防新生儿
　　　　缺陷的产前诊断 / 60

第三节　基因筛查为新生儿开启健康之旅 / 64

第四节　"有病无患"——锁定疾病前兆的疾病
　　　　诊断基因检测技术 / 69

第五节　治疗方案的私人定制时代——药物基因
　　　　组学实现精准医学 / 74

第六节　罕见病基因检测——开往康复之春的列车 / 77

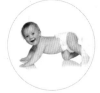

第四章

疾病治疗界的新式武器——基因工程药物

第一节　有"糖"勿慌——重组人胰岛素燃起治愈糖尿病的
　　　　希望 / 84

第二节　酵母的才艺贡献——合成阿片类药物 / 87

第三节　让疟疾不再肆虐——抗疟疾药物青蒿素的规模化生产 / 91

第四节　按下试管婴儿的启动键——重组人促卵泡激素 / 95

第五节　让长高无烦恼——神奇的重组人生长激素 / 98

第六节　干扰素——SARS 病毒防火墙 / 101

第七节　庞贝病患者的幸运药——α 葡萄糖苷酶 / 104

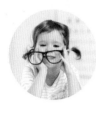

第五章

遗传缺陷的修补术——基因治疗

第一节　基因修补术——多种眼病患者的曙光 / 108

第二节　拥有两个妈妈的"三亲婴儿" / 111

第三节　血友病患者的福音——基因治疗方案带来的
　　　　"生命护盾" / 114

第四节　"泡"外的阳光——严重联合免疫缺陷病的基因
　　　　修复术 / 118

第五节　从柏林到伦敦——艾滋病的治疗之路 / 121

第六节　让希望拥有翅膀——"蝴蝶宝贝"的基因治
　　　　疗法 / 124

第七节　狙击婴幼儿的"头号杀手"——脊髓性肌萎缩症
　　　　的克星 / 127

第八节　CAR-T——实体肿瘤治疗有道 / 130

第九节　健康人生满"血"开启——β 地中海贫血症的基因
　　　　治疗 / 134

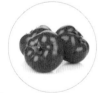

后记

如何才能与世界合拍？——基因智疗之伦理审视 / 140

祛病延年、快乐人生有多远？——基因智疗之未来展望 / 143

参考文献 / 145

图片来源 / 152

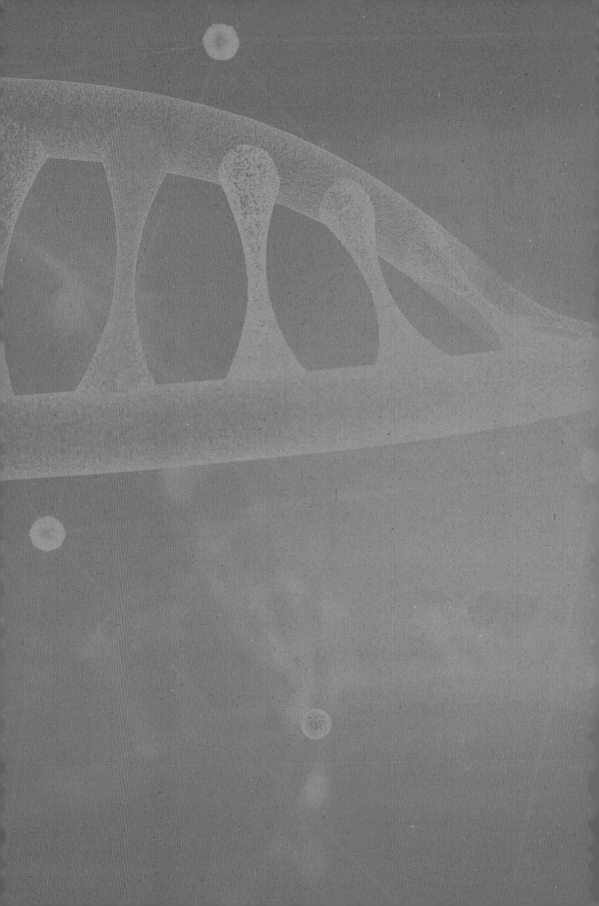

第一章

上医治未病——基因疫苗横空出世

生命以存在和延续为喜，但大到整个人类的历史，小到每个人的人生，都少不了疾病的身影。

从古至今，有文字可考的流行疾病不但造成了人类大量死亡，而且有些甚至改变了历史的走向。

天花的阴影从古埃及开始就一直笼罩着世界，直到 1796 年，世界上第一种有效疫苗诞生，人类才看到了驱散天花的曙光……

从天花到霍乱再到百日咳、脊髓灰质炎……面对复杂多变的疾病，人类一次又一次找到了战胜它们的武器。随着生物化学与分子生物学、遗传学和免疫学的迅速发展，科学家研制出的疫苗水平也在不断提高。时至今日，不断发展的疫苗已经能预防不少传染病，科学家也已经开始研究治疗性疫苗，来治疗疾病或避免疾病恶化，但还是有一些疾病尚未被攻克。

科学家将疫苗与基因科学结合，不仅降低了疫苗对人体的副作用，还让疫苗更加有效。那么，面对令人闻之色变的疾病，科学家都研究出了哪些更加有效的疫苗呢？

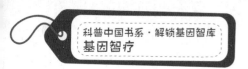
第一节
人生第一针——乙肝疫苗

当一个承载着父母期盼的新生儿呱呱坠地，许多的第一次将给这个新生命带来惊喜或者惊奇：第一声啼哭、第一个微笑、第一次轻抚以及第一次针刺。是的，迎接新生命的总是满满的暖情善意，即便是那让孩子感到刺痛的人生第一针，也是亲人和医生对孩子健康的祝福——为预防疾病而接种的疫苗。

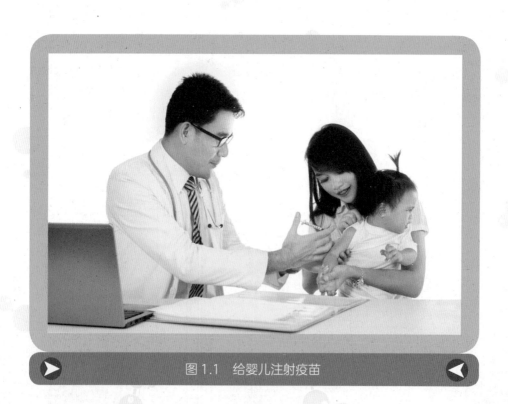

图 1.1　给婴儿注射疫苗

本节的主角——乙肝疫苗，就是新生儿最重要的人生第一针。你或许疑惑，为什么在我国，乙肝疫苗是新生儿一出生就要进行接种的第一针疫苗？因为乙型病毒性肝炎（Viral Hepatitis Type B，以下简称乙肝）极易感染、传染性强、治愈困难，而该疾病最常见的传播途径之一就是母婴传播，围生期就是发生母婴传播的关键时间段。此外，乙型肝炎病毒感染的慢性化与感染年龄显著相关。约90%的新生儿乙肝病毒感染可发展为慢性肝炎，而此比例在幼儿期（6岁以前）和成人中分别为约30%和低于5%。因此，世界卫生组织建议所有新生儿在出生后尽早（最好是在24小时内）接种首针乙肝疫苗。只要能够及时接种乙肝疫苗，孩子在刚出生时就可以得到保护，避免被乙肝病毒感染，拥有一个健康的人生起点。

能够让人们如此重视，乙肝的伤害值究竟有多高？

乙肝是由乙型肝炎病毒（Hepatitis B Virus，HBV，以下简称乙肝病毒）引起的，病毒通过血液、唾液等途径就可以传播，同时它的传染能力很强，可以达到艾滋病毒的100倍。此外，作为五脏之一，肝具有代谢、排毒、造血和免疫等功能，病毒对其影响巨大，会对患者的身体健康造成很大的危害。患者感染乙肝病毒后，尽管短期内可能不会受很大伤害，但是一旦发病，就有可能已发展成为慢性乙肝，还有极大可能转变为肝硬化甚至肝癌，而这些肝脏疾病治疗困难，预后极差。所以，既然人类已经有能力从源头开始预防，那么新生儿的人生第一针是乙肝疫苗也就不足为奇了。

尽管乙肝病毒危害巨大，但基于人类对病毒认知的局限性以及乙肝病毒感染的隐蔽性，其在和人类伴随成长的历史长河中很长时间内如同幽灵般看不见摸不到，研究人员对乙肝病毒的认识和乙肝疫苗的研发时日并不长，仅仅起始于20世纪40年代。

1947年，英国肝脏病专家麦卡伦（F. O. MacCallum）在研究黄热病疫苗时意外发现有些患者接种含有人血清的疫苗后会出现肝炎。他并没有忽视这一现象，随后和同事们进行观察研究并得出了结论：至少存在两类

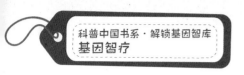

肝炎，由粪便和消化道传播引起的肝炎称为 A 型肝炎（甲肝）；而通过血液传播引起的则称为 B 型肝炎（乙肝）。这一发现奠定了后续肝炎研究的基础和方向。

但科学研究并非一片坦途，困难和挑战无时不在。接下来的十几年中，研究者都没能成功找到引起肝炎的病原微生物，研究一度陷入僵局。直到 1963 年，巴鲁克·布隆伯格（Baruch Blumberg）在实验中发现了澳大利亚原住民的血液可与多数白血病患者的血清（含抗体）发生反应。他们将这一神秘蛋白命名为澳大利亚抗原（Australia antigen，Aa，后改称 HBsAg，即乙型肝炎表面抗原）。1966 年，巴鲁克·布隆伯格、托马斯·伦敦（W Thomas London）和奥尔顿·萨特尼克（Alton Sutnick）

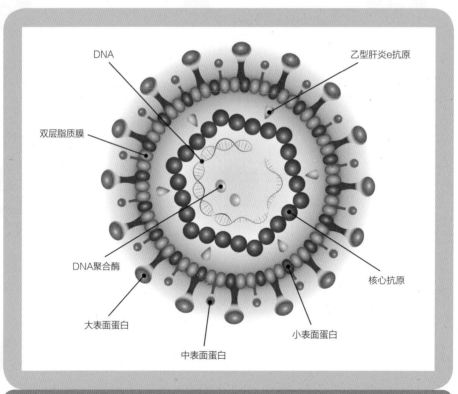

图 1.2　乙肝病毒结构

在一个 12 岁的唐氏综合征男孩的血液中检测出 Aa，而且他还有肝炎症状。这一情况立即让人们意识到了 Aa 与肝炎的关联性。1967 年，巴鲁克·布隆伯格和其他科学家报道了 Aa 参与乙肝的形成，明确了这种抗原与乙肝有关，这一发现使得疫苗的研制成为可能。此后，人们对乙肝病毒的研究成果如雨后春笋一般出现。1968 年，人们发现乙型肝炎表面抗原只是乙肝病毒的一部分；1970 年，伦敦一家医院的医生丹（D.S Dane）用电子显微镜看到了患者血样中完整的乙肝病毒颗粒，让这个隐形的恶魔从此在人类面前难以遁形。为了纪念这位科学家，人们将病毒颗粒称为丹氏颗粒。当我们在电子显微镜下观察，乙肝病毒显示的结构为双层壳病毒颗粒，病毒的最外层膜为乙型肝炎表面抗原，也是乙肝疫苗的基本成分（疾病控制的中心环节）。20 世纪 80 年代末，科学家就完成了乙肝病毒的基因测序，而乙型肝炎表面抗原基因序列的破解为乙肝疫苗的成功开发打下了坚实的基础。

乙肝病毒的神秘面纱被无情撕开，等待着它的一定是人类的反击，打响第一枪的是科学家莫里斯·希勒曼（Maurice Hilleman），他通过提取乙肝病毒携带者体液中的乙型肝炎表面抗原来为健康人接种，刺激人体产生抗体来预防感染，这是人类历史上第一株乙肝疫苗。尽管以这种方式生产出的疫苗效果不错，但它的市场化一直都不算成功，就算在 1981 年其通过了美国食品药品监督管理局的审批，销量也没有显著的提升。究其原因，一方面可能是因为患者担心从患者体液中提取出的抗原可能灭活不彻底，有感染的风险；另一方面就是收集患者体液是一项费力费钱的工作，而且会令一些人感到不适，没有多少人愿意从事这份工作。这些问题导致乙肝疫苗的大量制备受到了阻碍。

面对这些问题，威廉·路特（William Rutter）和他的同事利用基因重组技术表达病毒颗粒，进而制备乙肝疫苗。1981 年，路特和本杰明·霍尔（Benjamin Hall）成功利用酵母细胞得到了大量乙型肝炎表面抗原颗粒。通过这种方法，不仅确保疫苗不受其他病毒污染，同时还可以大批生产。

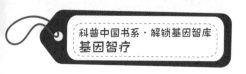
▶ **小窗口**

> **酵母** 一种真核生物，能够在短时间内大量繁殖，是当前非常高效的生物反应器，即"生物工厂"。

1986 年，这种疫苗通过美国食品药品监督管理局的鉴定并开始普遍使用，成为人类与乙型肝炎病毒斗争历史上的一次里程碑式的胜利。此后，同样利用这项技术，人类将乙肝病毒抗原基因转移到其他生物细胞中，获得了多种乙肝疫苗的生产技术。

1994 年，我国引进乙肝疫苗生产技术。1997 年，利用酵母生产的转基因疫苗被正式批准生产。我国终于获得了向乙肝病毒宣战的有力武器。此后，随着大量资金的投入，我国开始大规模免费接种和补种乙肝疫苗，并取得了举世瞩目的巨大成功。根据 2015 年卫生统计年鉴数据，我国儿童在接种乙肝疫苗后，病毒性肝炎的发病率降至 1% 以下，有超过 2 亿的儿童得到了乙肝疫苗的保护。尤其是当前乙肝病毒携带率较高的原因是曾经感染过病毒的人终生携带病毒而不是因为新生儿没能得到疫苗的保护，这说明中国人的乙肝病毒携带率在未来将会持续下降。

虽然乙肝疫苗的推广驱散了无数家庭头顶的一片阴云，但人类并没有彻底消灭乙肝，与乙肝病毒间的斗争尚未结束。一些人接种疫苗后始终没有产生抗体，这意味着他们仅仅依靠自己的免疫系统不能有效抵抗病毒入侵。此外，对于罹患乙型肝炎的患者，仍没有可以治愈的药物，只能用抗病毒药物来抑制乙肝病毒的复制，减少疾病发生。这些问题都是科学家在面对乙肝病毒时仍然需要面对的难题。

乙肝疫苗的成功研发为人类的健康做出巨大贡献，而坚持疫苗的推广则会造福于我们的子孙后代。在人类头上盘旋的乙肝阴霾，也许在不久的将来就会被彻底驱散，那时，有一个云开月明的美好未来在等着我们。

第二节
艾滋病疫苗研发——40年求索路

风暴来临前的第一片雪花常常并不让人觉得寒冷，此后几十年让人们"闻名色变"的艾滋病也是如此，它第一次进入人们视野时也没有即刻带来恐惧和慌乱。1981年6月5日，美国疾病控制与预防中心刊物《发病率与死亡率周报》（*Morbidity and Mortality Weekly Report*）上，麦克尔·戈特利布（Michael Gottlieb）医生等人发表了他们从1980年10月至1981年5月间收治的5例患有卡氏肺囊虫肺炎（Pneumocystis Carinii Pneumonia，PCP）同性恋男子的报告。此前，这种肺炎一般只会发生在营养不良的孩子和接受器官移植或化疗的成人身上。同年7月，纽约和旧金山的医生报道，有26名同性恋男子被发现患有卡波西肉瘤（Kaposis Sarcoma，KS），这是一种过去仅见于老年，且发病率极低的恶性肿瘤。这种短期内出现的集体发病倾向很快引起了社会的广泛关注，让医学界开始怀疑，这是否是一种由传染引起的疾病。

在调查过程中，美国疾病预防与控制中心的目光投向了一个加拿大航空乘务员——盖尔坦·杜加（Gaetan Dugas），一些早期的感染者都与这位患者有着直接或间接的性接触。这位患者也十分配合调查，他不但专程从加拿大赶到美国亚特兰大接受全面的生化检查，还列出了性伴侣的名单。杜加的坦诚使研究人员对于该病及其传播途径的研究进程大大加快，但对其本人而言，坦诚带来的是谩骂、攻击、侮辱和深不见底的恶意。1982年9月，在病因仍旧不明的情况下，这一疾病有了它的现代名字。美国疾病预防与控制中心首次使用AIDS（Acquired Immune Deficiency Syndrome）来命名

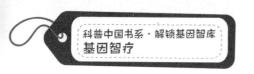
这一疾病。在中文里，它被音译为艾滋病，全名是获得性免疫缺陷综合征。

艾滋病是人类免疫缺陷病毒（Human Immunodeficiency Virus，HIV）感染人体后引起的一种慢性的、进行性的致命性疾病。在艾滋病刚被发现的 6 年时间中它无药可治，是一种名副其实的绝症。患者通常是因为各种感染而死亡。因为大众的不甚了解，艾滋病被误解，并且开始被污名化。

仅从生物学角度观察艾滋病病毒，这个病毒的基因组只有 10kb，仅能编码 9 个基因，算不上大，但造成的危害不小。世界卫生组织（WHO）和联合国艾滋病规划署（UNAIDS）的数据表明：全球已有约 3630 万患者死于艾滋病。此外，目前仍有 3770 万艾滋病病毒感染存活者。换句话说，全球至少有 7000 多万人的身体已被艾滋病病毒入侵并开始渐渐失去他们的健康，这个数字比第二次世界大战的死亡人数还要多，而且每年还有大概 200 万的新增被感染患者，这些数据无疑是令人惊惧的，也让对它

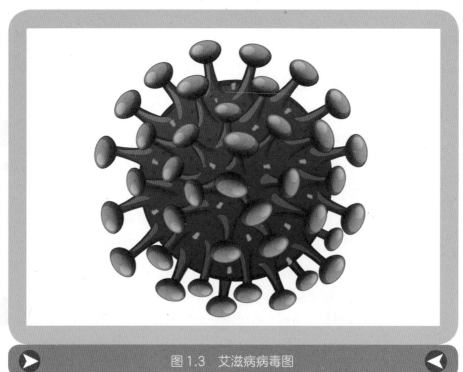

图 1.3　艾滋病病毒图

的研究和治疗变得越发迫切。

从数据可以看出，艾滋病的防控刻不容缓。但有一个问题，艾滋病是病毒引起的传染病，而疫苗已成功帮助人类抵挡住了许多病毒，为什么至今还没能研制出有效的疫苗来对抗传播如此广泛的艾滋病呢？

主要的原因有以下几点。

首先，与其他类型的传染病相比，人感染艾滋病病毒后还没有过自愈的情况。这也从侧面证实了为什么艾滋病病毒与免疫系统进行战斗时总是能处于上风。免疫系统对病毒在身体中的大肆侵略起不到有效的制止作用：因为这种病毒摧毁的正是我们身体的安全防线，即免疫系统。面对解除了武装的身体，我们生活环境中数不清的细菌或病毒就张开"血盆大口"，等着将我们吞噬。另外有研究显示，作为对抗艾滋病病毒的主力部队，细胞毒性 T（淋巴）细胞（Cytotoxic Lymphocyte，CTL）可杀死被艾滋病病毒入侵的细胞，从而终止病毒繁殖。但科学家研制的疫苗始终未能成功激活细胞毒性 T（淋巴）细胞。若不将病毒的星星之火扑灭，最终必成燎原之势，身体的安全防线也会全面崩塌。

其次，艾滋病病毒有高度的变异性，拥有"七十二变"般的难缠伎俩。病毒入侵被免疫系统识别后，B 细胞被刺激产生中和抗体，但此时病毒已发生变化，不再是最开始的模样。这主要是因为艾滋病病毒的遗传物质是单链 RNA，复制过程中非常容易出错，相对应的，合成的外壳蛋白中氨基酸的组成也各不相同。这导致每个病毒颗粒都是"独一无二"的，之前病毒刺激产生的"旧"抗体无法中和"新"病毒也就理所当然了。这些问题都导致了传统疫苗研究路径无法完全对付艾滋病病毒。

最后，艾滋病病毒难以感染其他物种并致其发病（少数种类的猩猩可以被感染但并不发病），它的"目标"只有人类。因此，疫苗在研究过程中缺乏动物模型，导致很多疫苗尽管在动物试验中取得了很好的效果，在临床试验中却看不到任何保护作用，疫苗研制工作更加困难重重。

困囿于此，从发现艾滋病以来的 40 年的时间里，即使全球科学家和

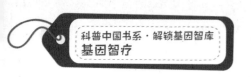

产业界从未停止过对艾滋病病毒疫苗的研发，但尚未有预防艾滋病病毒感染的疫苗成功问世。折戟沉沙的疫苗包括 AIDSVAX 疫苗实验和 ALVAC 疫苗实验。东风不予疫苗便，抗艾征程尚在前！

所幸，还有一些疫苗的研制正在前行，比如说被寄予厚望的"马赛克"（Mosaic）疫苗实验。初步结果显示它能 100% 诱导人体产生免疫反应，但其安全性、保护率等尚不可知。

总而言之，艾滋病病毒感染人体的"阿喀琉斯之踵"尚未被人类探知，艾滋病病毒感染的免疫保护机制仍有很多未解之谜，为了阐明和证实这些机制，未来仍旧需要科学家投入大量的资源和时间。那些已经感染上艾滋病病毒的人们，是深陷风暴旋涡静待死神降临，还是燃起希望静待阳光？我们期待科学家能从基因的智慧中为患者带来治愈的新希望。

第三节
狂犬病病毒疫苗让狂犬病不再狂妄

即便是在嚣张跋扈的病毒家族中，狂犬病病毒也是最令人恐惧的存在，狂犬病一旦发病，死亡率高达 100%。人们借助科技手段仅仅能呈现病毒百余年的历史，而狂犬病却已在地球上存在了上千年，是世界上记载最早的病毒性疾病。

狂犬病的英文名称是 Rabies，从世界上最古老的一门语言——梵语中的"rabbahs"（狂暴）一词演变而来。公元前 2300 年美索不达米亚的《巴比伦埃什努那法典》中就有关于狂犬病的记录，而在史诗《伊利亚特》（*The Iliad*）、德谟克利特（Δημόκριτος）和亚里士多德（Aristotle）的著作中，也都有关于狂犬病的明确记述。在中国，《左传》中也记载了该病，文中"十一月甲午，国人逐瘈狗"的表述就是当时人们防范狂犬病的行动——驱逐疯狗的生动记载。

在狂犬病的治疗中，人们对被疯狗咬伤的伤口使用涂抹腐蚀剂、拔火罐、烧灼、吮吸、截肢、酒剂冲洗和狂犬脑组织外敷伤口等方法，都收效甚微。数千年来，人们只能闻"狂犬"色变，任病毒侵蚀，残害生命。

直至19世纪，狂犬病研究和疫苗研究终于迎来曙光，有了很大的进展。德国科学家戈特弗里德·津凯（Gottfried Zinke）于1804年利用疯狗唾液让兔子与鸡感染该病，揭开了人们正确认识狂犬病的序幕。1813年，法国医生弗朗索瓦·马让迪（Francois Magendie）与吉贝尔·布雷谢特（Gilbert Breschet）用狂犬病患者的唾液感染了狗，由此证明患者的唾液接触动物后可以传播狂犬病，同时证实该病的发病症状在人与动物身上的相似之处。但此后漫长的时间中，医生和科学家对疯狗咬伤如何救治依然无计可施。直到一位新的科学巨匠——路易斯·巴斯德（Louis Pasteur）的出现才让此类患者摆脱了曾经无可救治的命运。

巴斯德在成功研制出鸡霍乱疫苗与炭疽疫苗后，名满天下，但他并未放弃对科学的继续研究，又转向了针对狂犬病的防治之道。1880年，他从一个因狂犬病而死的患者身上取适量血液后感染两只兔子，兔子很快就死了。他又用死去兔子的血液感染新的兔子，发现新兔子也都死了，而且潜伏期越来越短。巴斯德敏锐地意识到，病者的血液对于抑制狂犬病的传染毫无用处，紧接着他又用脑组织与脑脊液重复上述实验，发现兔子发病。由此证实了狂犬病是一种神经性疾病，病原集中在中枢神经系统。

通过在脑膜下接种感染物质，巴斯德研究小组成功将狂犬病接种或感染到兔子身上，并使病毒在兔子宿主中传代超过100代。一位研究人员注意到，将感染家兔的脊髓悬吊于干燥的空气中，狂犬病的病毒毒力快速下降，并在15天内完全减毒。根据这一观察的结果，巴斯德找到了一种切实可行的接种方法。他将不同干燥程度的脊髓碎片作为"抗原"，依次给狗进行注射。这样，狗就会逐渐对病毒产生抵抗力。免疫完成后，当他再

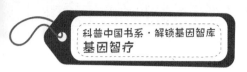
给狗注射病毒时，它们也不会感染狂犬病了。到1883年，巴斯德实验室中终于有了4条对狂犬病病毒免疫的狗。

1885年7月6日，请铭记这历史性的一天，在约瑟夫这个小男孩身上，巴斯德首次接种了他发明的减毒疫苗并取得了成功。约瑟夫于60小时之前被一只疯狗咬伤14处。按当时的医疗条件，这个小男孩必死无疑，人们将他送到了巴斯德那里，请他试着抢救这个小男孩的生命。征求过两位医生的意见后，巴斯德决定提前进行人体试验，他将从狂犬病家兔身上获得的脊髓悬液注射到小男孩的皮下。免疫注射前，狂犬病家兔脊髓悬液已经在氢氧化钾溶液中保存了15天。此后，巴斯德又使用毒力渐次增强的脊髓悬液对小男孩连续进行了12次接种，即在10天时间内共接种13次。结果这个男孩不仅抵抗了最初动物来源的狂犬病病毒，还成功对抗了最后5剂疫苗中所包含的大剂量高毒力病毒——他痊愈了。这个小男孩后来成了巴斯德研究所的看门人。就在约瑟夫接受治疗的3个月后，巴斯德又成功治好了一位因保护他人而被疯狗严重咬伤的15岁牧童，现在记述着这位少年见义勇为和巴斯德丰功伟绩的雕塑还坐落于巴黎巴斯德研究所外。

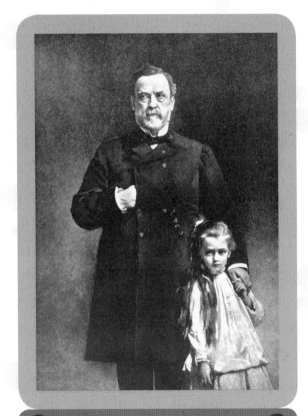

▶ 图1.4 巴斯德和接受治疗的其他孩子 ◀

巴斯德的治疗方法引起了医学界同行的巨大兴趣，虽然有些争论，但该方法还是很快被接受。法国巴斯德研究所成立于 1888 年，但在随后仅仅 10 年的时间里，世界各地便设立了多个巴斯德研究所，便于在当地提供针对狂犬病的免疫接种。人类面对狂犬病，开始有了反击的力量。

随着时代的发展、医疗水平的提升，狂犬病疫苗也越来越成熟完善，狂犬病病发后虽然依旧有着近乎 100% 的死亡率，但在被疑似携带狂犬病病毒的哺乳类动物抓伤咬伤以致暴露后，通过注射狂犬病疫苗能对狂犬病进行有效防疫。在选择狂犬病疫苗时，人二倍体细胞狂犬病疫苗有着 40 多年的安全使用历史，是美国批准的两种人用狂犬病疫苗之一，也是世界卫生组织认定的"黄金标准"疫苗，是评价其他任何一种人用狂犬疫苗的标准疫苗。目前全球范围内仅有两家企业生产销售人二倍体细胞狂犬病疫苗，法国的疫苗价格昂贵且国内无法进口，我国生产的"冻干人用狂犬疫苗（人二倍体细胞）"价格仅仅是它的十分之一，并且安全性更高，是狂犬病疫苗的优秀选择，为国人带来了安全保障。

从第一代治疗狂犬病的神经组织来源疫苗开始，再到第二代禽胚培养疫苗、第三代细胞培养疫苗、第四代亚单位和精制疫苗以及最新的第五代基因工程疫苗，科学家不仅在狂犬病疫苗制备的理论上有了更深的见解，在制备技术、安全性等方面也有了更为长足的进步。

但科学家并不满足于此，他们追求更好更有效的狂犬病疫苗。近年来的研究热点就是通过基因工程技术研制基因重组狂犬病疫苗。此外，还有亚单位疫苗、多肽疫苗、DNA 疫苗、新型佐剂狂犬病疫苗等新型疫苗在科学家的研究课题中。

虽然大部分的新疫苗还处于实验室阶段，但我们相信随着科学技术的发展，在满足了安全性和良好效用两个要求后，新型的狂犬病疫苗会开启人用狂犬病疫苗的新篇章。

除了对人用狂犬病疫苗的研究，其替代品——狂犬病治疗性单克隆抗体也取得了一定的成果。现在已有重组人源抗狂犬病毒单克隆抗体正式上

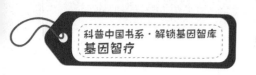

市，将为狂犬病病毒暴露后的治疗提供重要的保护。此外，它的同系列狂犬单抗组合制剂也已进入Ⅱ期临床试验阶段。

我们相信，有了科学家的努力和基因技术的加持，狂犬病病毒必将成为历史，延续千年的祸乱，有望在未来终止，狂犬病疫苗的辉煌时代，正在等着你我来见证，时日无远！

第四节
肿瘤个性化治疗疫苗

如果说有什么能够让人一"触目"就"惊心"的词，"癌症"一定当仁不让。简单的两个字不知带来多少伤心绝望、无助和痛苦。这个词最早是由被誉为"医学之父"的希腊名医希波克拉底（Ἱπποκράτης）提出的，其医学名词是 Cancer，来源于拉丁文中的"螃蟹"。想象一下螃蟹的模样：狰狞的爪钳，极具侵犯性的行进模样。而这也是癌症的特征：癌症的中心部分像螃蟹的壳一样坚硬，癌细胞异常失控，毫无规律地分裂生长并形成了肿瘤，甚至癌肿的血管也与螃蟹的爪钳相似，从肿瘤向外四处伸展。名如其形，用"螃蟹"来意指"癌症"实在是再恰当、再形象不过啊。

人们闻"癌"色变，甚至听到"肿瘤"也感觉像是到了世界末日，很多时候大家都分不清这两个词，由此带来了两种后果：把瘤当癌，心理恐慌；把癌当瘤，延误病情。

一般来说，肿瘤分为恶性肿瘤和良性肿瘤。良性肿瘤生长速度通常较慢，很少破坏附近的组织或器官，也不会主动向外寻找"地盘"，因此危害相对较小，但是在一定条件下也可能逐渐转变为恶性肿瘤。而恶性肿瘤就是日常生活中人们所说的"癌症"，生长速度通常较快，它有"野心"，会主动"攻击"周围的组织或器官，以求占领更多的"地盘"。如果不能及时发现并遏制它的扩张，整个身体就会为它所用，最终走向死亡。正是有此原因，人们一直以来都"谈癌色变"。

设想一下，如果能有防治癌症的疫苗，很多悲剧就不会上演，这是人们对生命的美好期望。事实上，科学家从未放弃过对癌症疫苗的研究，全球的生物医药公司争相研究，希望能够通过激活人体自身的免疫细胞，来灭杀癌细胞，挽救无数人的生命。

一般疫苗可根据接种时间分为预防性疫苗和治疗性疫苗两种，癌症疫苗亦不例外。预防性疫苗是利用与某些特殊肿瘤发生相关的基因制备疫苗，接种于具有遗传易感性的健康人群，进而控制肿瘤的发生；治疗性疫苗则是以肿瘤相关抗原为基础，主要用于化疗后的辅助治疗。

人乳头瘤病毒疫苗（HPV 疫苗）是最知名的癌症预防性疫苗。它能够预防人乳头瘤病毒感染。至于癌症治疗性疫苗，普列威（Provenge）是全球首个也是截至 2020 年唯一一个获得美国食品药品监督管理局批准的用于治疗晚期前列腺癌的疫苗，疫苗的使用第一次实现了利用患者自身的免疫系统攻击癌细胞的设想，开创了癌症免疫治疗的新时代。

虽然在过去的几十年里，关于癌症疫苗的研究已经有了飞速发展，但目前科研人员面临着一大瓶颈——许多突变往往具有"患者特异性"。也就是说，在一名患者身上出现的大量突变，可能不会在另一名患者身上重现。针对"共通"的突变进行研发的癌症疫苗效果不再尽如人意。因此，个性化癌症疫苗研制的重要性就越发凸显，已成为精准医疗的目标之一。

四个孩子的父亲——卡洛斯·吉尔（Carlos Gil）的脊柱恶性肿瘤一直在恶化，他的椎骨已经破裂。他常常会昏倒，可以肯定在不久的将来，他一定会瘫痪。因肿瘤引起的疼痛非常严重，每至夜幕来临，睡在楼下客房的他只能咬紧枕头，避免孩子听到他痛苦的呻吟。"在接种疫苗之前，我

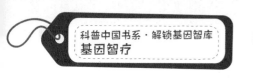

被判了死刑，"吉尔说，"我是这种疗法可以成功的证明。"加州大学圣地亚哥分校的医生说，吉尔的肿瘤比以前小了 90%！这是一个奇迹般的转变，它让个性化癌症疫苗的研究开始现出曙光。

研究团队发表论文称，吉尔参加的这次临床试验结果非常好。6 名志愿者在接受基于含有 20 多种突变相关蛋白的个性化定制癌症疫苗后，其中 4 位患者已经有 32 个月没有复发，另外 2 位患者后续再接受癌症免疫治疗方法后，病情也有所缓解。

而德国美因茨大学团队也在一篇论文中报告了一种以 RNA 为基础的个性化定制癌症疫苗治疗方案。有 13 名黑色素瘤患者作为志愿者接种了疫苗，其中 8 人在此后的 23 个月中没有再出现肿瘤，其余人的免疫力均有增强。

美国华盛顿大学学者罗伯特·施赖伯（Robert Schreiber）认为，"虽然这两项试验规模较小，但得到的成果让人振奋"。学术界和制药公司一定会开展更大规模的相关试验，而如何让此类疫苗与 PD-1 抑制剂"双剑合璧"发挥更大的作用，则是研究人员将要面临的挑战了。

在临床应用上，个体化疫苗所遇到的最大挑战之一，就是高效性需要增强，为了满足救治患者的需求，个体化疫苗的制造需要非常迅速。个体化癌症疫苗的种类繁多，类型不同，疫苗的制造周期也有所区别。从临床试验中获得的数据看，疫苗从发现突变到开发，再到施用，最快也要 3 ~ 4 个月。患者需要先接受其他疗法的治疗。为了更好地治疗患者，研究人员期望将生产时间缩短到 1 个月。

个体化疫苗在临床应用上的另一个挑战是确定最佳的治疗策略。对于那些免疫系统尚未受到抑制的患者，癌症疫苗有望发挥奇效。而对于肿瘤具有大量突变的患者，我们或许就应考虑癌症疫苗加免疫检查点抑制剂的组合。这是因为癌症疫苗可以将"冷肿瘤"变成"热肿瘤"，上调 PD-L1 在肿瘤微环境里的水平，抗 PD-1/PD-L1 的免疫检查点抑制剂也因此有了用武之地。

德国美因茨大学的乌古尔·沙欣（Ugur Sahin）博士与奥兹勒姆·图勒奇（Özlem Türeci）博士指出，在目前语境下，"个体化治疗"往往是"患者分层"的同义词。根据患者的生物标志物进行分组并展开特定的治疗固然是一大进步，也取得了良好的效果，但从狭义上看，这种治疗理念还没有做到真正的"个体化"。而且我们也不能忘记，许多癌症患者并没有可用来分组的生物标志物，他们同样需要行之有效的疗法。在这一点上，癌症疫苗可能带来突破。但我们也要承认，尽管癌症疫苗突破了关键的瓶颈，并已顺利进入临床试验，前方的道路依旧漫长。为了让这一创新疗法得到普及，还需要优化临床设计、减少生产实践、提高量产规模、确保患者可及。

现在，人类仍然没有找到终结各种癌症的"普遍疗法"，无法给癌症这位"众病之王"盖棺定论，这场持续了4000多年的抗癌战争还将继续下去。但随着科学家对癌症生物学的了解越来越深，随着生产技术的革新，癌症疫苗有望真正成为一类变革癌症治疗格局的个体化疗法。控制病情，终结癌症将不再会是人类的幻想。"谈癌色变"终将成为历史！

第五节
永绽芳华——让女性远离宫颈癌的人乳头瘤病毒疫苗

2003年12月30日，年仅40岁的梅艳芳结束了自己绚丽但短暂的一生，她将自己奉献给了音乐事业，获得"香港的女儿"的称号。她的一生如此传奇，当她离去时，很多人都感到惋惜，更让人扼腕叹息的是她的病因——宫颈癌。让梅艳芳芳华骤逝的宫颈癌本来是一种可以避免的癌症，

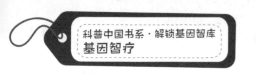
却让她付出了生命的代价。假如曾经的她接种过疫苗，也许她至今仍然在继续歌唱，如花绽放，飞扬华彩。

提起癌症，很多人都认为一旦得了就难以逃出生天。但其实大部分的恶性肿瘤能够夺人性命，最大的原因就是早期筛查没做好，比如卵巢癌、肝癌等恶性肿瘤。这种情况下，即使是医术再高明的医生，也往往回天乏术，不能从"死神"手中抢救患者的生命。宫颈癌却是最特殊的一种癌症——目前唯一明确病因、可以早期预防的癌症。但曾经，宫颈癌是危害女性健康最常见的一种恶性肿瘤。在生殖系统肿瘤中，它的患者数量仅次于卵巢癌。全球范围内，平均每分钟就有一位患者确诊宫颈癌，每两分钟就有一位女性死于宫颈癌。

宫颈癌的治疗史最早可以追溯到 1878 年威廉·亚历山大·弗罗因德（William Alexander Freund）用剖腹手术切除子宫以治疗子宫颈癌。但直到 1905 年，一位名叫恩斯特·韦太姆（Ernst Wertheim）的外科医生才确定了一种更好的宫颈癌根治术。另一位医生威克特·邦尼（Victor Bonney）采用韦太姆式手术，报告了手术死亡率有 16%，患者 5 年生存率超过 25%。虽然手术过程中的死亡率不低，但是这种手术方法具有里程碑式的意义，它让癌症的治愈终于出现了可能。目前，改进后的手术方法仍用于早期宫颈癌的治疗。

到了 1928 年，乔治·帕帕尼古拉乌（George Papanicolaou）发现阴道分泌物中存在宫颈癌细胞。这一研究结果为他研究出第一种宫颈癌的筛查方法——巴氏检验（Papanicolaou Test）奠定了基础。这一方法能够帮助医生在患者的宫颈癌扩散前及时发现、及时处理并进行治疗，从而成功治愈。科技的高速发展让宫颈癌的筛查方法更加方便快捷准确，医生用一个刷子在宫颈上取细胞，再通过薄层涂片及计算机辅助等方法进行检测，这就是在门诊通常采用的液基薄层细胞检测（Thinprep Cytologic Test，TCT）、细胞电脑扫描（Computer Cell Test，

CCT）或者自动细胞学检测系统（Liquid-based Cytologic Test，LCT）等。在过去的几十年里，受惠于宫颈癌筛查的推广，宫颈癌患者的整体死亡率大幅度下降。尽管通过高效的筛查已经降低了宫颈癌的死亡率，但这还远远不是科学家的目标，他们还在继续研究更好的预防工具。

哈拉尔德·楚尔·豪森（Harald zur Hausen），德国埃朗根－纽伦堡大学的一位病毒学教授，他带头的研究小组第一次发现了引起宫颈癌的人乳头瘤病毒。并在随后迅速证明了人乳头瘤病毒与宫颈癌之间的联系，研究结果显示，大部分宫颈癌前病变和宫颈癌中包含 HPV-16 型或 HPV-18 型病毒的 DNA。之后的研究发现了与宫颈癌有关的更多的人乳头瘤病毒分型，但是 HPV-16 型和 HPV-18 型被认为是导致宫颈癌最高危的分型。这一发现为开发出宫颈癌疫苗打下了基础。哈拉尔德教授也因发现导致宫颈癌的人乳头瘤病毒获得了 2008 年度的诺贝尔生理学或医学奖。

寻踪问迹，科学家已经找到了致癌"凶手"，但是想把它制服仍然不是件容易的事。一直以来，对于病毒感染，人类尚无好的对策，目前也没有任何药物可以完全杀灭病毒。幸好，我们还有疫苗，疫苗是人类对付病毒的重磅武器之一。通过科学家的不懈努力，多种疫苗研发策略在人乳头瘤病毒疫苗研发过程中获得了成功，而病毒样颗粒（Virus-Like Particles，VLPs）疫苗可以说是其中的"佼佼者"，早在 2006 年就有商品化产品在国外上市销售。这是由一种通过基因重组技术人工合成的含有病毒衣壳蛋白基因组装而成的基因工程疫苗。而人乳头瘤病毒含有各种亚型，科学家需要针对不同的人乳头瘤病毒型别来组装特异性病毒衣壳蛋白基因片段，从而实现精准的免疫预防。

同时，为了应对人乳头瘤病毒的各种亚型，作为预防性疫苗的病毒样颗粒疫苗通常都是多价疫苗，而且各亚型疫苗之间无明显的交叉保护作用。

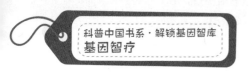 小窗口

人乳头瘤病毒（Human Papilloma Virus，HPV）是一种嗜黏膜和皮肤上皮的 DNA 病毒，无包膜，呈二十面体结构，直径约 55 纳米，有长约 8000bp 的双链共价环状基因组。人乳头瘤病毒基因组分为早期基因区（E 区）、晚期基因区（L 区）和非编码调节区（LCR 区）。早期基因区含有编号为 E1-E7 的 7 个基因，目前除 E3 基因外，其他基因的功能均已明确。其中，E6、E7 编码与病毒复制、转录和细胞转化有关的蛋白。E6、E7 的持续表达是宫颈癌恶性转化的关键因素，因此也被认为是人乳头瘤病毒携带的致癌基因；晚期基因区含有 L1、L2 两个基因，编码组成病毒衣壳的结构蛋白 L1 和 L2；非编码调节区含有基因组 DNA 的复制起点和表达所需的调控元件。人乳头瘤病毒早期基因 E6 和 E7 的持续表达是诱发宫颈癌的关键因素。研究表明，E7 蛋白可以在被感染的细胞内稳定持续表达，并通过与抑癌蛋白 Rb 的结合，干扰其抑制细胞异常增殖的能力，从而使细胞出现恶性转变。

目前市场上有二价、四价和九价的人乳头瘤病毒疫苗。这些疫苗均对由高危型 HPV-16、HPV-18 引起的宫颈癌具备良好的预防效果。专家指出，新疫苗的使用有可能使宫颈癌在未来被彻底根除。

2019 年 12 月 31 日，国家药品监督管理局发布公告称，我国生产的一种二价人乳头瘤病毒疫苗（大肠杆菌）上市注册申请。作为我国自主研发的首个人乳头瘤病毒疫苗，它的意义十分重大，它代表着中国人乳头瘤病毒疫苗只能依赖进口的历史彻底结束。

表 1.1　各种人乳头瘤病毒疫苗的区别

疫苗名称	九价	四价	二价
接种年龄	9 岁以上女性或男性	9 岁以上女性或男性	9 岁以上女性
接种时间	0-2-6（3 针）	0-2-6（3 针）	0-1-6（3 针）
有效预防 HPV 型号	HPV-6/11/16/18/ 31/33/45/52/58	HPV-6/11/16/18	HPV-16/18
有效预防	90% 的宫颈癌 85% 的外阴及阴道癌 80% 的宫颈癌前病变 50% 的低级宫颈病变 90% 的生殖器疣（尖锐湿疣） 90% 的肛门癌	70% 的宫颈癌 90% 的生殖器疣（尖锐湿疣）	70% 的宫颈癌

　　目前预防性疫苗的商业化很成功，但它对于已感染人乳头瘤病毒的女性并没有太大作用，因此现今的临床研究热点之一就是人乳头瘤病毒治疗性疫苗的研究。治疗性疫苗可诱导特异性免疫应答，接种后就可激活机体细胞免疫，随后人体的免疫系统有针对性地清除病毒和被病毒感染的细胞。已有为数不少的治疗性疫苗正在进行相关临床试验。科学家对新型疫苗如肽疫苗、蛋白疫苗及 DNA 疫苗等的研究也较多。相信随着科学家的深入研究，治疗性疫苗研发中出现的问题都会得到解决。人乳头瘤病毒疫苗未来不仅是预防宫颈癌的手段，更是一种用于治疗宫颈癌的手段。也许在不久的将来，我们不再害怕宫颈癌，能加倍享受世间的美好，留住芳华！

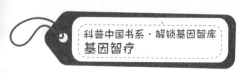
第六节
"病毒界撒旦"的"血疫"之战——埃博拉病毒疫苗出击

朱丽安娜·玛格丽丝（Julianna Margulies）又火了，这位曾在《傲骨贤妻》（*The God Wife*）里出尽风头的演员携着剧集《血疫》（*The Hot Zone*）而来，这次，除了她精湛的表演，更让人们关注的还有剧中她所对抗的恐怖力量——被称为"病毒界的撒旦"和"最有可能带来世界末日的灾星"——埃博拉病毒。

埃博拉病毒为何能被冠以如此凶悍的恶名呢？原因不外乎两个：高致死率、高传染性。也就是说，这种病毒是一种致死率高的超级传染病的病毒。其所引发的埃博拉出血热是当今世上最致命的病毒性出血热，感染者会出现发烧、体内出血等症状，重症者会从眼眶、耳朵处流血，皮肤上布满血泡，连骨髓深处都是针刺般的痛，患者甚至会全身融化，从内到外变成腐尸。至于感染者的死亡率，最高可达到90%，比此前让人谈之色变的艾滋病致死率还高，"病毒界的撒旦"——埃博拉名副其实。而这位"撒旦"是何时，又是因何从深渊升临贻祸人间的呢？

2014年2月，以西非为起点，暴发了世界上有史以来最大的一次埃博拉疫情。病毒在几内亚、利比里亚、塞拉利昂、尼日利亚、塞内加尔、美国、西班牙、马里共和国等国家先后蔓延开来，并首次"突围冲出"边远的丛林村庄，"侵入"人口密集的大城市。此次疫情中，超过2.5万人感染，超过1万人死亡。疫情之猛、危害之大，震惊了全世界。

要想知道"病毒界的撒旦"威力为何如此之大，我们必须从它的同胞"兄弟"马尔堡病毒谈起。1967 年，联邦德国马尔堡的医学实验室中，一些工作人员出现了同一种严重的出血热。对这些工作人员调查后发现，他们都曾接触过一批来自乌干达的非洲绿猴。调查人员对患者的血液和组织细胞进行了培养，分离出一种从没有见过的病毒。因为这一病毒首次被发现于马尔堡，它的名字自然就成了马尔堡病毒，而这一病毒也是人类发现的第一种丝状病毒。

发现马尔堡病毒几年后，1976 年，刚果民主共和国（前扎伊尔）的一座小城的医院里接待了一位发着高烧的患者，他在这家医院打了一针。因为当地的医院数量极为有限，医疗水平落后，护士们并不能及时更换注射器，大多数时候不经清洗就直接给下一个人注射

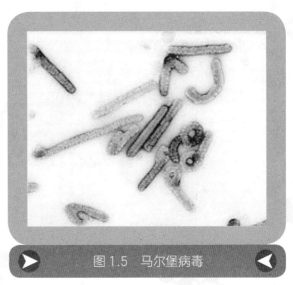

图 1.5　马尔堡病毒

了，只有针头用钝了才会更换。这种行为相当危险，为病原体传播创造了绝佳的条件。

很快，可怕的后果出现了。以这家医院为据点，周边 50 多个村庄都感染了一种传染病，大部分患者发热、休克，然后七窍出血，最后死亡。

一波未平一波又起，苏丹，这个位于刚果北部的国家，也有同样的疫情暴发。首先出现病例的是苏丹南部的一个棉花厂。厂里面的工人接二连三地病倒，很短的时间内就有 35 名工人死亡，他们发病症状十分可怕：出血、休克，死时鲜血从全身的所有孔窍淌出。

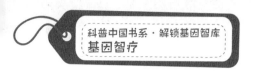
　　这种有"雷霆万钧之势"的疾病受到了世界卫生组织和美国疾控中心的高度重视。面对可怕的疾病，医生和科学家携带着简陋的器械迅速前往疫区进行调查研究。

　　科学家很快就确定了引起此次疫情的病原体是一种新型病毒。不过它和马尔堡病毒在电镜下的形态十分相似，它们都拥有长长的"尾巴"，另一端则环绕成一个"索扣"。因此，这种新型病毒被科学家归入丝状病毒属。由于这种病毒引发的疾病在埃博拉河流域大规模暴发，所以得名埃博拉病毒。至今已有5种不同亚型的埃博拉病毒被科学家发现，它们的致病能力有所不同。其中致死率最高的是扎伊尔型埃博拉病毒，可达90%，而苏丹型埃博拉病毒的致死率约为50%，这两种亚型所引发的埃博拉病毒疫情就此成为非洲大地上发生最为频繁、死伤最为惨重的灾难。

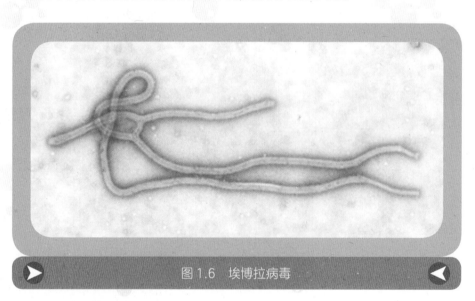

图1.6　埃博拉病毒

　　马尔堡病毒和埃博拉病毒可称得上是"索命病毒"。一旦被它们感染，就像被病毒扼住了咽喉难以呼吸，最终难逃一死。它们会猛烈地攻击除骨骼肌和骨骼以外的所有器官组织，当体内红细胞凝集后，血管被堵塞，患者七窍出血，器官坏死，最终死亡。

尽管埃博拉疫情只是不定期在非洲暴发，但它离其他地区并不遥远。"疫情离中国只有一个航班的距离"，陈薇教授这样说道。陈薇教授的团队在高致病性病原微生物新型疫苗和治疗药物研究领域有着丰富的经验。早在 2004 年，她就已经带领团队开始进行埃博拉病毒病的相关研究。2006 年，埃博拉病毒病疫苗正式立项研究。2007 年，陈薇教授团队获得了国家"863 计划"生物安全项目支持。这支科研团队尽管仅有 10 人，但他们充满信心和勇气，踏入了与埃博拉病毒搏斗的战场。

对人类命运的共同关注让国内外多个部门高度关注我国埃博拉病毒病疫苗的研发进展。经过夜以继日的科技攻关，2014 年，陈薇教授团队研发了全球首个进入临床的 2014 基因型埃博拉疫苗。在接受采访时，陈薇教授讲述了制作埃博拉疫苗的原理。埃博拉病毒有一个"钥匙"蛋白，这个蛋白几乎能打开我们体内所有细胞的"防护门"，病毒就可以在机体内长驱直入，进而使人患病。但如果把这个"钥匙"蛋白的基因转接到一种普通的病毒里，比如腺病毒，体内就会对这个"钥匙"基因产生免疫"记忆"。当真正的埃博拉病毒入侵机体时，免疫系统就可以识别这把"钥匙"，发出指令，让细胞不能再打开自己的"防护门"，最终起到抵御埃博拉病毒的作用。

陈薇教授研发的重组病毒载体疫苗成功后，很快就进入了临床。2015 年 5 月，陈薇教授带领团队深入疫区，在非洲塞拉利昂开始了 II 期临床试验，并获得了成功。2017 年 10 月，在经历了前后 13 年的艰辛研发后，我国首个重组埃博拉病毒病疫苗（腺病毒载体）的新药注册申请成功获批。

2020 年年初，包括刚果民主共和国在内的首批 4 个非洲国家已经批准埃博拉疫苗 Ervebo（扎伊尔型埃博拉病毒疫苗）上市。Ervebo 采用了一种有缺陷的、能够感染家畜但对人类无害的水疱性口炎病毒（Vesicular Stomatitis Virus，VSV），将这种病毒颗粒的表面替换为埃博拉病毒表面的蛋白质。病毒重组后，安全性有了极大的提升，可以给人接种使用。Ervebo 于 2019 年 11 月 11 日率先在欧盟获得批准，并于 2019 年 12 月

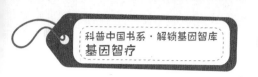
20 日在美国获得批准，用于 18 岁及以上人群的主动免疫，以预防扎伊尔型埃博拉病毒。

除了预防性疫苗，还有多家生物技术公司正在开发治疗性药物。其中特别值得一提的是，单克隆抗体药物 mAb114，以及单克隆抗体鸡尾酒疗法 REGN-EB3。mAb114 是一种治疗性单克隆抗体，源于 1995 年刚果（金）埃博拉疫情中的一名幸存者。在那次疫情中，幸存者在感染埃博拉长达 11 年后体内仍有病毒的抗体，研究人员从这些幸存者体内分离出了抗体。其中 mAb114 是最有治疗前景的一种，另一种 REGN-EB3 则是由 3 种全人 IgG1 单克隆抗体组成的混合物，可用于埃博拉病毒感染的治疗。在 2019 年，mAb114 和 REGN-EB3 均获得美国食品药品监督管理局授予的突破性疗法认定（Breakthrough Therapy Designation，BTD）。

作为地球上最为顽强的生物之一，病毒与人类一直在纠缠和对抗。埃博拉这样的烈性病毒或许将一直与人类同在，尽管现在科学家已经成功研制出埃博拉疫苗，但这只是与恶魔抗争的第一声号角，俯视深渊而不畏，以科技为盾牌，科学家将义无反顾地投入战斗——为了拯救更多生命！

第七节
病毒终结者——流感病毒疫苗

数千年来，流行病病毒一直是肆虐人间让人畏惧恐慌的疾病大家族，这些流行病病毒在人类的历史进程中，有的扭转了战争走向，有的改变了历史行进轨迹，有的甚至造成了文明中断。在流行病中，流感堪称实力雄厚的一名"悍将"。究其根本，还要追溯到 1918 年发生的一次大流感，正是这次疫情的暴发让流感这个恶魔的名字为人类所知。1918 年 3

月 11 日，美国堪萨斯州的一位厨师起床工作时发现自己喉咙痛并伴有低烧，他连忙请假。大部分人都不认为这是什么大事，但事情的发展出乎所有人意料。到中午，厨师所在的营队中已有 107 人出现相同的症状。第二天，营队中全部士兵都已病倒，更有人症状加重，表现为严重的肺炎。随后的几天里，同样的患者遍布了全美各州。待到 4 月初，美国加入协约国参加第一次世界大战，当被派遣的美军的脚刚刚踏入欧洲，病毒就也随之来到了欧洲大陆，又蔓延至亚洲，最后在全世界泛滥。据不完全的数据统计，截至 1919 年，已有 2 亿人口感染流感病毒。又因作为中立国的西班牙对此次流感疫情进行了正常报道，而参战国为了不动摇军心隐瞒不报，因此世界范围内开始流行"西班牙流感"的称呼。这场流感的破坏性十分强，死亡人数至少有 5000 万人，又因为当时世界战火纷飞，没有条件也没有能力去找寻这场灾难的源头。于是，西班牙流感在人们心中越发可怕。

直到将近 90 年之后，美国科学家才追踪到西班牙流感的罪魁祸首。美国军方杰佛里·陶本伯格（Jeffery Taubenberger）教授领导的团队通过对一名当年病患女尸的肺组织样片观察，认为西班牙流感可能是一种 H1N1 流感。2001 年，澳大利亚科学家吉布斯研究后认为，西班牙流感是猪流感病毒的一段编码"跳"到了人类流感病毒的 RNA 中形成的。不过也有许多研究人员认为吉布斯的结论没有充分的证据，他们对此说法持反对态度。总而言之，西班牙流感暴发的原因还未完全确定，还在进一步的研究中。

尽管每一次流感的大流行都带给了人类痛苦与创伤，但直到 20 世纪 60 年代，科学家都没能探寻清楚流感的病因。

不过现在我们已经知道，这些大流行流感都是由一种流感病毒—— A 型流感病毒引起。流感病毒一般有 A 型、B 型和 C 型 3 种，后两种一般只在人群中传播，对人体健康损害也不大。而 A 型流感病毒却是在动物体内发现的最危险和最普遍的病毒，这类病毒的结构有个显著特点：包膜上有血细胞凝集素（又称 H 抗原）和神经氨酸酶（又称 N 抗原）两种蛋白抗原。打

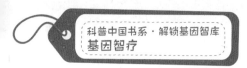
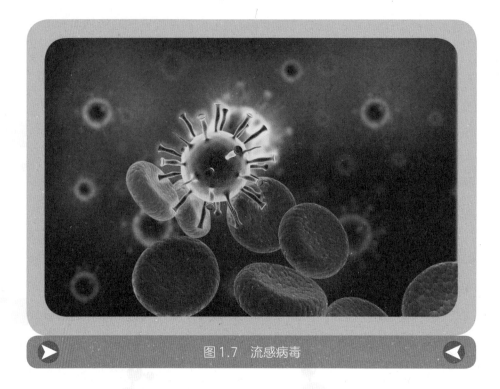

图 1.7　流感病毒

个比方，血细胞凝集素就像病毒打开人类细胞或动物细胞的钥匙，神经氨酸酶则是给予病毒在宿主体内"自由行动"的通行证，二者配合默契，攻无不克，战无不胜。

至今，流感病毒中已有 17 种血细胞凝集素和 10 种神经氨酸酶被科学家发现。A 型病毒根据两种抗原的不同组合形式分为若干亚型。如果一种亚型病毒与另一种亚型病毒交换基因，就可能会产生一种人类免疫系统未曾见识过的全新亚型病毒，人被这种病毒感染后往往产生致命的后果。

如果想要阻止流感在这片大地上肆虐，提前预防或许是最好的方法，而接种疫苗理所当然地成为其中最有效的手段。一般是由全病毒灭活疫苗、裂解疫苗和亚单位疫苗这 3 种疫苗承担起预防流感和降低新型流感病毒大流行的重任。

　　全病毒灭活疫苗是用甲醛或其他灭活剂灭活流感病毒鸡胚尿囊液或细胞培养液后，再辅加佐剂制成。这种疫苗尽管具有安全、高效和低成本等优点，但在接种过程中易发生副反应，同时不适用于6岁以下儿童，这限制了流感全病毒灭活疫苗的大规模使用。裂解型流感灭活疫苗是建立在流感全病毒灭活疫苗的基础上，通过选择适当的裂解剂和裂解条件裂解流感病毒，去除病毒核酸和大分子蛋白，保留抗原有效成分，最后去除裂解剂并将有效的抗原成分纯化。这一类型的流感疫苗可降低接种副反应发生的概率，并保持相对较高的免疫原性，但制备过程较为复杂。在裂解疫苗的基础上，20世纪70年代，科学家又研制出了亚单位流感疫苗。这一疫苗具有很纯的抗原组分，临床试验中又证实了该疫苗的安全性和免疫效果良好，并可用于儿童。这3种疫苗的接种普及不仅为人类的身体健康"保驾护航"，同时对保持社会的良好发展也具有重要意义。

　　除了上述这些生活中常见的疫苗，通用疫苗也是研发的重点。通用疫苗对病毒的各亚型都具有一定的交叉保护性，对控制流感病毒的流行有重大意义。这一疫苗的优点在于可预防所有常见流感、保护时间长等，所以现在多数新型疫苗的研究开发基本都带有通用疫苗的性质。

　　研发疫苗的过程并不是一帆风顺的，始终存在着一些很棘手的难题。其中最大的问题就是流感病毒是RNA病毒，在复制遗传信息时极易突变。换句话说，流感病毒不能稳定传递遗传信息，因此子代病毒大多不肖其"母"。对上一代病毒有作用的疫苗或药物，对下一代很可能失效。此外，疫苗研发需要时间，现有的技术水平无法支持科学家研发出最新的针对流感病毒的疫苗。这就导致科学家总是比病毒慢一步，中间的时间差使得早期疫情的防控必定会紧迫而局促。这些问题给流感的防控带来了极大的挑战，为此研究人员也在绞尽脑汁地研究效果更优秀的疫苗。

　　作为存在历史远超人类的生物，病毒和人类的关系可谓剪不断理还乱，二者对于生存和繁衍的渴望均已深深刻在彼此的基因组深处。随着科

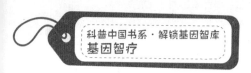
技的高速发展，相信人类终能与自然建立平衡关系，能利用疫苗等科技手段在与病毒的搏斗中占据上风，让流感等疫病杀手真正成为历史。

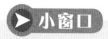

目前，流感疫苗是根据每年世界卫生组织预测的毒株推荐生产的，需要每年接种。但由于我们还无法准确地预测流行病毒，因此可能会发生推荐的毒株和实际流行病毒不匹配的情况，所以每年的流感疫苗效果有差异。

第二章

基因陷落的疾病探索——从人类疾病动物模型找真相

人类疾病动物模型是指生物医学研究中建立的具有人类疾病模拟表现的动物实验对象和相关材料。动物模型的存在为人类各种疾病的发生、发展规律和防治疾病疗效的机制研究提供了方便有效的手段和工具。

有资料记载的动物模型有 4000 多种，但筛选出合适的动物模型也并不容易。动物模型要尽可能在某种疾病上与人类疾病的发病症状和机理相似，还要能够特异地、可靠地反映人类的某种疾病，更需要养殖的经济成本和时间成本低廉……如此一来，能够筛选出 4000 多种动物模型，也着实是一个大工程。

19 世纪中期产生的以动物模型为主要内容的实验医学让生物学有了突飞猛进的发展。这些动物为近现代医学做出了巨大贡献，而它们其实并不神秘，就在我们身边。

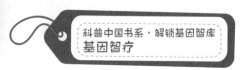
第一节
动物模型最佳明星——小鼠

鼠一直是人们又爱又恨的动物。它们与人类相伴，也带来灾难和希望。它既是疾病的传播者——凭借黑死病让 14 世纪的欧洲陷入黑暗和灾难；又是医学的见证者——让无数的医学实验得以用活体进行。这位见证者就是小鼠。

历史上，小鼠很少扮演什么正面角色。也许还会有人记得 1958 年

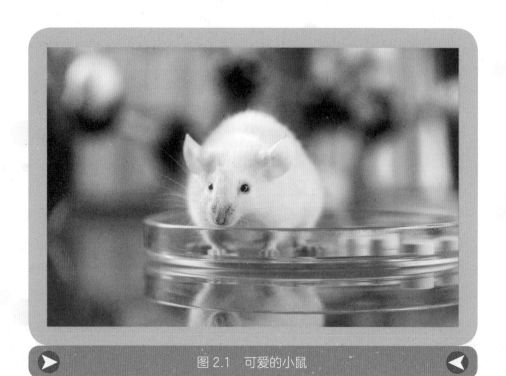

图 2.1 可爱的小鼠

的全民"除四害"运动，小鼠被列为四害之一，除了有偷窃粮食的"原罪"，它还能传播疾病，破坏农田的环境，因伤害值太高，一直被人类仇恨。

但小鼠对人类来讲也有用处，它在生命科学的研究中扮演了十分重要的角色。小鼠以模式动物的身份参与了人类生命现象的科学研究，被广大的科研工作者戏称为"带尾巴的试管"，"小白鼠"也成为实验动物的代称并为人们所熟悉。精确定点遗传操作技术更是让小鼠在人类基因功能解析领域有了一席之地，成为人类疾病发病机制的理想动物模型。新药或者是新的疾病疗法，只有先行在实验动物例如小鼠身上进行安全性及有效性的评估，才能进入临床试验阶段。那么，这种在地球上存在了 6000 万年的动物是如何走进实验室？又是如何成为使用量最大、研究最详尽的哺乳类实验动物的呢？又有哪些常见疾病以小鼠作为动物模型呢？请继续往下看。

从分类学上看，小鼠属于脊椎动物门、哺乳纲、啮齿目、鼠科。作为世界上最小的哺乳动物之一，它源于野生鼷鼠，广泛分布于世界各地，经过长期的人工饲养选择与培育，目前基因工程小鼠已超过 10000 个品系。

那小鼠又是怎样从众多的实验动物中脱颖而出的呢？我们首先从进化角度来分析，小鼠和人类同属哺乳动物，在 6000 万年前还拥有同一个祖先。科学家通过对小鼠的基因组测序并分析后发现，人和小鼠的基因相似度高达 90%；除了基因序列的相似，小鼠体内代谢及调控方面也与人类相似，这些特点使通过小鼠获得的实验结果大部分都可推演到人类，帮助人类更好地攻克与自身相关的难题。然后，就小鼠本身而言，繁殖能力强，生殖周期短，饲养相对简单，同时没有亲子相残的习性，这些特点确保了小鼠繁殖的高效率，同时也在一定程度上保证了幼鼠的成活率。除此之外，小鼠惊天的繁殖力和世界范围内的广泛分布促进了近交系小鼠的品系建立，这些近交品系本质上是彼此基因的克隆。近亲交配

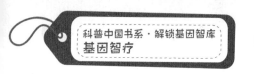

所带来的遗传特性可以使研究人员专注于某一具体特征，从环境中分离这个基因而减少其他基因的影响。如果小鼠遗传背景相似，那么一位科学家做出的实验成果更容易被他人重复，也就更容易被他人接受。如此多的优势，怎能不让小鼠在一众实验动物中脱颖而出，成为科学家实验的首选。当然还有一点，小鼠性情温顺，对外来刺激敏感等生理特点也使得小鼠作为疾病模型动物在实验研究中大放光彩，成为当之无愧的实验动物之王。

尽管小鼠具有这么多的优点，但它在 20 世纪初才进入科学的舞台。20 世纪伊始，经典遗传学的基石——孟德尔遗传理论就被 3 位科学家重新"发现"。这一"发现"让科学界掀起了验证孟德尔遗传定律的热潮，小鼠"抓住"了这次机会，成了验证孟德尔遗传定律准确性的重要一员。自此之后，"小鼠"帮助科学家叩开了另一扇科学界的实验大门。

还有一位小学教师阿比·拉斯罗普（Abbie Lathrop），也对小鼠成为经典动物模型贡献巨大。这位教师失业后到达了马萨诸塞州，在哈佛大学伯塞研究所的附近饲养小鼠。她工作认真细致，对小鼠的繁殖和饲养进行了记录。因此，研究所里的人都十分乐意使用她的小鼠进行科学研究，很快，她的小鼠就被送往了美国各州的动物实验室。在这个重要历程中，时任伯塞研究所所长的威廉·欧内斯特·卡斯尔（William Erneset Castle）和他的学生克拉伦斯·库克·利特尔（Clarence Cook Little）起到了十分关键的作用，是他们将阿比·拉斯罗普提供的小鼠用于研究并发现了哺乳动物第一个和毛色基因连锁的纯合致死基因。他们的工作真正开创了小鼠遗传学的先河，而卡斯尔本人也被称为"哺乳动物遗传学之父"。

另一位科学家的工作也不容忽视。1909 年，克拉伦斯·库克·利特尔培育出了世界上第一个近亲繁殖的小鼠株系（近交系小鼠）——DBA（Dilute Brown non-Agouti），标志着实验小鼠正式登上科学研究的舞台（DBA 这一株系直至今天仍然是重要的动物模型）。1918 年，克拉伦斯·库克·利特尔在第一次世界大战服役结束后，来到了生命科学研究圣地——冷泉港，将从农场中买回的一只编号为57的雌性小鼠的后代培育成了当今使用最广的C57BL小鼠株系。

1929年，克拉伦斯·库克·利特尔在美国创立了著名的杰克逊实验室，向全世界的实验室提供实验鼠，自此开启了小鼠作为模式生物的科研之路。经过100多年的蓬勃发展，人类已建立了完备的实验鼠体系，并将其广泛应用于肿瘤学、免疫学、神经生物学等领域。目前，小鼠模型不只限于癌症，糖尿病、肥胖、失明、亨廷顿病（亨廷顿舞蹈症）和焦虑症等都已经建立了相应的小鼠模型。这些实验鼠所代表的疾病模型，正在帮助全世界的科学家进一步研究探明疾病的生物学机制。

让我们看看在小鼠模型下的科研进展吧，看看成就是不是很令人振奋。

困扰很多人的肥胖问题有望解决，有研究人员开发出了一种减少肥胖的基因疗法，这种疗法在小鼠身上显示出良好的效果，治疗机制是通过降低肥胖小鼠的脂肪组织，从而逆转与肥胖相关的代谢疾病的过程。全球有将近5亿人受到肥胖的影响，其中很多是儿童。与肥胖相关的疾病，包括心脏病、中风、2型糖尿病和癌症，是死亡的主要诱因。尽管这种疗法在用于临床治疗人类疾病之前还需要进一步的研究，但不可否认的是，这项工作是小鼠作为动物模型的发展，也是对小鼠进行精确基因编辑这一技术的进步。

还有老年人中常见的重要疾病——青光眼，这是一种眼压升高导致视乳头灌注不良，进而损伤视神经，最后造成永久性视力丧失的疾病。DBA/2J小鼠的遗传背景信息丰富，已作为一种年龄依赖性的遗传高眼压青光眼模型被广泛用于青光眼研究。

除了上述这些小鼠模型，还有用于研究唐氏综合征的Ts65Dn小鼠模型；用于研究1型糖尿病的非肥胖糖尿病（NOD，Non-obese Diabetic）小鼠模型和用于2型糖尿病的Cpefat、Lepob、Leprdb等小鼠模型；用于研究阿尔兹海默病的APP/PS1双转基因小鼠模型；用于研究囊性纤维

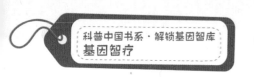

化的 *Cftr* 基因敲除小鼠；用于研究与儿童癫痫病有关的 swe 小鼠；用于研究心脏病的 *ApoE* 基因敲除小鼠和 C57BL/6J 小鼠；用于研究卵巢癌的 SWR 和 SWXJ 小鼠模型；等等。科技进步促使了基因工程小鼠品系的出现，这些与以往不同的小鼠株系也让研究人员的科研习惯发生了一些改变，同时也让实验鼠的研究拓展得更远和更深。

小鼠已经同人类紧密地捆绑在一起了。它们曾经带来夺取无数人性命的传染病，但利用它们研发的药物和疗法又拯救了更多生命。我们坚信，未来的科研工作者将会利用小鼠，变害为利，协助人类治愈更多的疾病。

第二节
生物学研究的"万能钥匙"——果蝇

"四害"对老一辈人或熟悉中国近现代历史的人来说一定不是一个陌生的词语，在 60 多年前，一场"除四害"运动让老鼠、麻雀、苍蝇以及蚊子成为臭名昭著的害虫代表（此名单后经动物学家质疑反对后，重新定义为老鼠、蟑螂、苍蝇以及蚊子）。其实四害之中，蚊子还不是最让人头疼的，苍蝇才是。因为很多人天生不招蚊子，倒也未曾忧心，而苍蝇却无处不在，其食性非常复杂，包括人类的食物、厨房残渣、动物排泄物等，堪称是疾病传播的超级运输车。如此"臭名昭著"的生物却有一个让科学家无比青睐的"表亲"——果蝇，因为果蝇可以作为生物学研究时重要的实验材料，甚至是"万能钥匙"。

接下来我们就好好认识一下果蝇吧。黑腹果蝇，学名 *Drosophila*

melanogaster，在分类学上属于昆虫纲双翅目果蝇科，Drosophila 在拉丁文中的意思是喜欢露水。又因为果蝇喜欢腐烂水果发酵后产生出的酒，所以它还有个"嗜酒者"的别称。

果蝇体形较小，有一些容易观察的性状：染色体只有 4 对，而且唾腺染色体特别大，容易观察；果蝇繁殖能力惊人，10~14 天就能完成一代的繁殖；生命周期短，非常容易饲养。这些特性彰显了果蝇身为绝佳的观察遗传现象的实验材料的实力，也奠定了它稳居研究最为彻底的模式生物的地位。正是黑腹果蝇让人们叩开了现代遗传学的大门，使得这门学科突飞猛进。这让果蝇的害虫形象被扭转，从此成为名留科技发展史的关键昆虫。

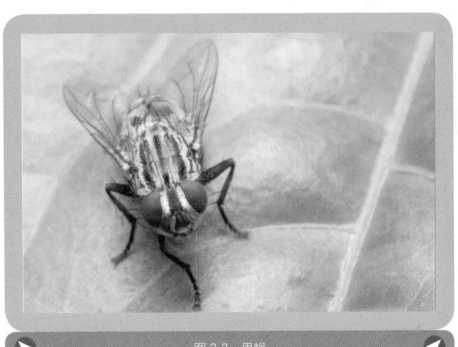

图 2.2　果蝇

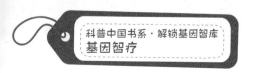

　　能成为人类疾病的动物模型，主要是因为果蝇的基本遗传学规律与人很相似。2000年，科学家已经完成了果蝇的基因组测序，而人类基因组也在2003年正式完成，通过对比可以发现二者的序列同源性有60%。但这并不是果蝇能成为人类疾病动物模型的最主要原因，最重要的理由是在人类已明确是基因变化而导致的287种疾病中，果蝇有其中178种的直系同源基因。某种程度上，研究果蝇似乎就能找到人类疾病背后的基因密码。因此，科学家已经建立了许多人类疾病的果蝇动物模型。比如说，帕金森病、阿尔兹海默病等神经退行性疾病，还有肿瘤、心血管疾病、线粒体病等疾病。通过研究果蝇中人类疾病的同源基因，可以让科研工作者更好地了解疾病的相关机制，最终促进人类的健康。

　　既然我们已经初步了解了果蝇，那就不免好奇又是谁让果蝇"名满天下"。这就要感谢大名鼎鼎的美国遗传学之父托马斯·亨特·摩尔根（Thomas Hunt Morgan）了。

　　摩尔根最早研究的是诸如蛙、水母、蜘蛛蟹、海胆等动物，后来才开始潜心研究果蝇的遗传行为。1910年5月，摩尔根在一群红眼果蝇中发现了一只白眼雄果蝇突变，在生物学和遗传学上，这可具有划时代的意义，对这只被写进了高中生物教材的小果蝇，摩尔根如获至宝，悉心研究照料。在他自己的第三个孩子出生时，摩尔根赶到医院，他妻子的第一句话竟是"那只白眼果蝇怎么样了"。摩尔根的第三个孩子长得很好，但那只果蝇却很虚弱。摩尔根晚上把它带回家中，让它待在床边的一个瓶子里，白天又把它带回实验室。在实验室，它临死前精神抖擞，与一只红眼果蝇交配，把突变基因传了下来。

　　在这只白眼雄果蝇与红眼雌果蝇交配而留下的后代（F_1）中，除了3只是白眼，其余的都是红眼；之后这些红眼雌雄果蝇再进行交配，得到的下一代果蝇（F_2）中，红眼与白眼的比例约为3∶1，但是白眼果蝇全都是雄性的，红眼果蝇则有雌有雄。这个实验结果出乎所有人的意料，这说明了决定白眼的基因与决定性别的基因是联系在一起的。又因为当时性别由染色体决定这一研究成果已经被前人证实，因此摩尔根做出了一个大胆的推断：白眼基因位于性染色体上。这为基因位于染色体上的推论找到了确凿的实验证据。

利用黑腹果蝇作为实验材料，摩尔根和他的学生进行了大量的研究。1926年，《基因论》的出版让基因学说得以四海皆知。基因学说主要有基因是连续的遗传物质、基因是染色体上的遗传单位以及连锁交换定律等内容。这一学说是对孟德尔遗传学说的补充发展，也让遗传学进入了一个新时代。因为在遗传学领域的诸多成就，1933年，摩尔根获得了诺贝尔生理学或医学奖。

从摩尔根开始，果蝇就成了科学家广泛培育的动物模型之一，也"催生"出了一批批的诺贝尔奖得主。1933年至今，以果蝇为实验对象的相关研究，已经获得了4届诺贝尔奖，成就了7位诺贝尔奖得主。最近的一次是2017年，3位诺贝尔生理学或医学奖获得者利用果蝇发现了控制生物钟的分子机制。如今，果蝇已是生物学家的得力助手，在遗传学、发育生物学、神经生物学、细胞生物学和免疫学等研究领域都扮演着重要角色，小小身体、大大作用，"万能钥匙"名副其实。

因为研究人员争相投入对果蝇的研究，所以它的遗传背景也更易为人所知、所用。近年来，我国以果蝇为模式生物的科研队伍也在不断壮大，小小的果蝇在生物学研究的舞台上已经占有了举足轻重的地位。

随着技术的发展，我们相信，作为一种经典的模式生物，果蝇还有更大的潜力。探索生命的奥秘，阐明疾病的机制，它将发挥更加巨大且不可替代的作用。让我们拭目以待！

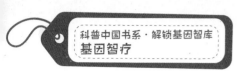
第三节
绵绵"鱼"力，贡献不绝——"水中小白鼠"斑马鱼

不知道大家是否看过电影《超凡蜘蛛侠》（*The Amazing Spider-Man*），这部电影中男主彼得和"蜥蜴"博士第一次见面时提到了一种生物，它拥有令细胞再生的能力。这种神奇的生物就是我们的主角——斑马鱼（*Danio rerio*）。

斑马鱼的身体呈纺锤形，头小而稍尖，吻较短。之所以叫斑马鱼，

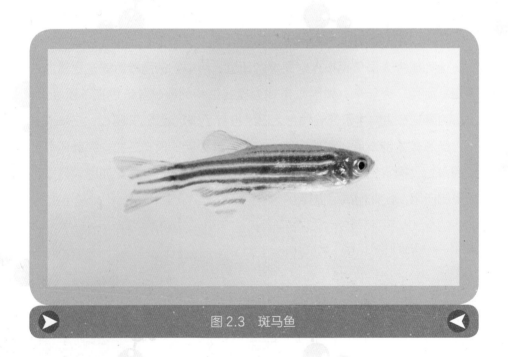

图 2.3　斑马鱼

既是因其全身多条深蓝色纵纹与银白色或金黄色纵纹相间排列，像斑马的条纹；又因其成群游动的样子犹如奔驰于非洲草原的斑马群。与我们十分熟悉的鲤鱼、鲫鱼等一样，斑马鱼也属于鲤科鱼类，它原产于南亚，是一种常见的热带鱼。它们虽然不似其他极具观赏性的热带鱼那样，作为热门的"宠物鱼"在各种漂亮鱼缸中展现美丽身姿，却在另一领域——科研人员的实验室中为生命科学的研究贡献着汗马之功。

人类基因组测序计划的完成，让科学家发现了大量的新基因，但这些新基因也带来了新问题，它们各自都有什么功能呢？这仍需要大量的实验来进行验证。用人体做实验当然是不可能的，研究人员把目光投向了与人类基因相似的高等动物。如果可以寻找到一种合适的动物，体内有着与人类直系同源的基因，通过对其基因进行功能研究，自然就可以了解人体内直系同源基因的功能了。

现今，世界范围内的许多实验室都在利用线虫、果蝇等模式动物对人体基因的功能进行研究，但这些动物在人类疾病和发育研究中有一个致命伤——它们是无脊椎动物，就算与人类有相似的基因，但功能上一定大有不同。而哺乳动物的优秀"代表"小鼠，虽然不存在上述问题，但其在对基因进行高通量的筛选和功能研究方面仍有所欠缺。此时，斑马鱼就进入了科学家的视野。

20世纪70年代，遗传学家乔治·斯特雷辛格（George Streisinger）注意到了斑马鱼。他发现这种小小的鱼类有许多适合作为模式生物的优点：体型小但生存能力强，便于饲养；透明的胚胎容易观察实验结果；体外受精，受精卵直径在1毫米左右，显微注射等精细操作易于进行。有如此多的优点，斑马鱼很快被各大实验室用于基因功能的探寻。冷泉港于1994年召开的斑马鱼研究专题会议象征着斑马鱼已正式成为生命科学领域中的一种模式脊椎动物。在对斑马鱼进行了半个世纪的研究和应用后，研究人员已经发展出较为完备的操作技术。除此之外，世界各地的科学家也已建立了斑马鱼诱变突变体库，为人类疾病的研究提供了良好的动

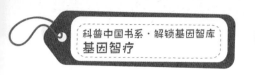

物模型。

　　斑马鱼毫无疑问是发育生物学领域的"大明星"，并且科学家希望它在其他领域大展宏图。比如，药物筛选、疾病模型、分子发育遗传学等研究方面。在疾病模型方面，因为斑马鱼与人类基因组的高度相似性，在人类中出现的2000多种疾病都能成功地模拟到斑马鱼身上，这些斑马鱼的突变体可模拟人类贫血、耳聋、视网膜变性、白血病、动脉粥样硬化、亨廷顿舞蹈症、恶性肿瘤和阿尔茨海默病等多种影响人类健康的重要疾病。这也意味着，对上述这些病的药物治疗研究，有了斑马鱼就可以得到更好更快的实验验证，这对人类无疑是个福音！

　　当然还不止这些，斑马鱼参与的腓骨肌萎缩症（Charcot-Marie-Tooth，CMT）的研究现在也在进行中。腓骨肌萎缩症是一种常见的遗传性障碍，主要影响个体神经系统的功能，仅在英国就有超过2万人受到该疾病的影响。该疾病通常引发患者四肢无力，最终导致患者行走困难，目前并无有效的治疗手段。研究者对有遗传缺陷的斑马鱼进行研究后，发现这种斑马鱼可以正常发育，但是一旦到成年期后就会慢慢变得游泳困难。通过对斑马鱼肌肉的观察，研究者发现问题的关键在于运动神经元和肌肉之间的连接出现了问题。此前，研究者使用哺乳动物模型比如小鼠来进行相关的研究工作，但是使用斑马鱼作为研究模型，可以使得研究更为深入透彻，并且针对腓骨肌萎缩症的新型疗法也有望得到开发。

　　除了将斑马鱼作为常见的遗传病模型，科学家还利用斑马鱼成功探知了癌症发生的"窗口"时间。科学家利用半透明的斑马鱼来模拟多种类型的皮肤癌，同时进行活体成像来观察炎症细胞，寻找皮肤中生长的癌细胞的机制。很快，科学家观察到了"薄弱点"的存在，发现炎性细胞会利用这些弱点来接近癌细胞，那些距离薄弱点最近的癌细胞系也往往更易受到更多炎性细胞的侵袭，因此其生长得也更快一些。随着斑马鱼身体逐渐变得半透明，炎性细胞与癌细胞之间的相互作用能很容易被观察到，而这一现象在人类组织中是无法观察到的。科学家在这一过程中还发现了微孔眼的存在，并且正在尝试通过靶向作用这些微孔眼来治疗癌症，这个结果对于癌症患者的治疗有着非常重要的临床相关性。

除了应用于疾病研究，斑马鱼本身的一些特性也能够为我们的科学带来不少的启示。斑马鱼因为自身超强的再生能力，现在还是再生医学领域的宠儿。在合适的条件下切除鱼鳍、神经甚至心脏后，它都可以再生。对斑马鱼再生之谜的研究，有一天也许能帮助我们利用类似的分子机制和原理修复人类受伤的器官。

由于斑马鱼的尺寸及其独特的生物学特性，作为"水中小白鼠"，斑马鱼将被更广泛地用于开发新型治疗人类疾病的药物，为人类疾病治疗带来新的希望，在生物医学的科研前线继续贡献自己的"鱼"力。

▶ 小窗口

在斑马鱼的研究历史上，欧美学者发起过几次大规模的随机诱变突变体库。2013 年 2 月，新一代基因编辑技术 CRISPR/Cas9 系统问世，中国斑马鱼学界即自发组织了"斑马鱼 1 号染色体全基因敲除计划联盟（ZAKOC）"，应用该技术对斑马鱼基因组进行大规模、全染色体水平的系统性基因敲除工作。这一持续 6 年多的研究，首次实现了脊椎动物整条染色体的系统性基因敲除，诞生了中国首个大规模斑马鱼定向突变体库，其中 1/4 与人疾病相关。与野生型斑马鱼相比，这些敲除掉某个基因的突变体部分功能出现问题，从而进一步对生物体造成影响，据此科学家可以推测出这一基因的生物学功能。

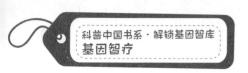
第四节
"哮天犬"为人类疾病再立新功

上下五千年，悠悠岁月，流传着或玄妙、或神奇、或喜庆、或悲凉的无数传说神话。这些神话中，有神、有仙、有魔、有妖、有鬼，还有陪伴在他们身边的异兽。这些异兽有的被美化，有的被丑化，可无论是怎样的异兽，都在神话中留下了重重的一笔。今天家喻户晓的哮天犬就是其中之一，尽管它看上去只是一只普通的狗，战力在一众异兽中也是弱得可怜，但是其主人是大名鼎鼎的二郎神杨戬，随着《宝莲灯》和《西游记》这类电视剧的热播，哮天犬也成了神话中最出名的角色之一。

狗是人类最好的朋友。在过去，它们的用途通常是协助狩猎和看家护院；而如今，它们在缉毒、导盲、放牧和科学研究中也发挥了重要作用。在生命科学的发展史中，漫漫科研路途中有它们留下的爪印。有很多诺贝尔奖得主以狗作为模型探究解剖、生理和代谢等科学知识。

狗与人类的基因很相似，而且有 360 多种遗传性疾病的病源和症状类似，这就不难解释为什么科学家也可以在狗身上建立医学模型，解决与人类相似的疾病了。接下来就以科学家利用狗来探索糖尿病为例向大家展示狗发挥的巨大作用。

众所周知，糖尿病是一种以高血糖为特征的常见代谢性疾病，而胰腺对维持血糖的稳定至关重要。胰腺与循环系统内糖代谢的关系是最先在狗身上建立起来的，1889 年，德国医生约瑟夫·冯·梅林（Joseph Von Mering）和奥斯卡·明科夫斯基（Oskar Minkowski）将狗的胰腺切除

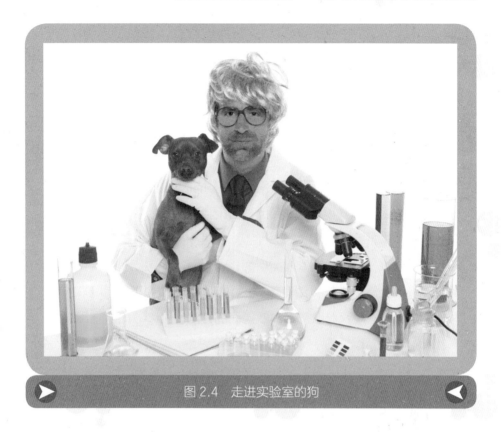

图 2.4　走进实验室的狗

后，发现这些实验动物均出现了糖尿病，并且病因和症状与人近似。该实验第一次将胰腺和血糖调控联系起来，为班廷（F.G. Banting）和贝斯特（C.H. Best）后续分离纯化胰岛素的工作铺平了道路。

　　1921 年，年轻的加拿大外科医生班廷来到实验室开展胰腺中血糖调控成分的分离工作。他凭借出色的外科手术技能，通过结扎狗胰管使胰腺外分泌细胞（内含多种蛋白水解酶）退化而得到了胰岛。贝斯特利用扎实的化学分析技术成功从胰岛中分离出了可以降低狗血糖的有效成分——胰岛素。之后，他们在约翰·麦克劳德（John Macleod）指派的生物化学家詹姆斯·克里普（James Collip）的帮助下进一步将胰腺中提取的胰岛素纯化到了临床可用纯度。1922 年 1 月 11 日，多伦多医院的一个 14 岁糖尿病男孩接受了历史上第一次胰岛素注射，24 小时后他的血糖从 520mg/dL 降至

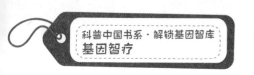
120mg/dL，尿酮也随之消失。班廷和麦克劳德因这项工作分享了 1923 年度的诺贝尔生理学或医学奖。胰岛素让糖尿病患者的生活有了改善，同时也推动了科学家对糖尿病的研究，狗在这个过程中功不可没。之后，内分泌学家伯纳德·胡塞（Bernardo Houssay）同样以狗为模型，深入研究胰岛素的分泌机制并因其成果荣获 1947 年度的诺贝尔生理学或医学奖，在研究和防治糖尿病的历程中，狗一直与人类同行。

除了常规的犬疾病模型，随着基因操作技术的发展，采用基因工程的方法对犬基因组进行基因编辑进而产生基因编辑模型犬也开始流行。因为这样产生的犬类，疾病症状为原发症状，表型持续时间长，且具有可遗传性，可以更全面、真实地模拟人类疾病。通过基因编辑制备的疾病模型犬，对揭示和研究疾病发生的机制有重要意义，科学家更可以在此基础上发现新的药物靶点，进而获得治疗或诊断疾病的方法。

2016 年 12 月 29 日，世界首例基因编辑疾病模型犬"苹果"成功诞生，2017 年 1 月 19 日第二只疾病模型犬"葫芦"顺利出生。这两只都是动脉粥样硬化的疾病模型犬，因为载脂蛋白 E（Apolipoprotein E，ApoE）相关基因的敲除，它们生来就有高脂血症，并随着时间流逝表现出动脉粥样硬化的表型。该项成果意义十分重大，标志着我国基因编辑犬技术已走向成熟，并处于国际领先地位。

基因编辑犬培育出来了，但体细胞克隆还未取得成功，赖良学研究员带领北京希诺谷研发团队及广州生物院实验室团队继续攻克这一世界性难题。这就到了世界首例基因敲除克隆犬"龙龙"隆重出场的时候，细说"龙龙"的故事，还得从它的供体"苹果"说起。"苹果"出生后，它的皮肤细胞就被小心地保存于实验室中。科学家希望通过"苹果"的皮肤细胞克隆出一只小狗。失败了多次后，2017 年 5 月 28 日，科学家成功了，"龙龙"的出生象征着我国已依靠自己的力量成功掌握了犬体细胞克隆技术。

克隆犬技术的成功突破，让研究人员可以按需"定制"。如培育出遗传背景一致的实验犬，有针对性地敲除或敲入某个犬基因得到表型观察犬。

总而言之，狗与人类的感情最为亲近，为人类"服役"的年限也常常远远超过其他生物，它的贡献是奠基性的，人类到今天的许多成就，很多都是因为狗的存在才得以成功。未来，科学家将继续研发多种疾病模型犬和功能基因编辑犬，为医学实验及医药研发提供良好的大动物模型，持续向前推进人类疾病的研究！

第五节
作为动物模型的"二师兄"

《西游记》里最讨喜的一个角色，想必非二师兄猪八戒莫属了。虽说取经路上，猪八戒贪吃懒惰，没有上进心，但依然成功保得唐僧顺利取得真经。那他的贡献是什么呢？也许你想不到，就是挑担子。证据就是原著中其受封净坛使者时，如来佛祖的评语："因汝挑担有功，加升汝职正果，做净坛使者。"在神话故事中，猪八戒最终修成了正果，其实，在我们的现实生活中，"二师兄"也是很有贡献的呢！

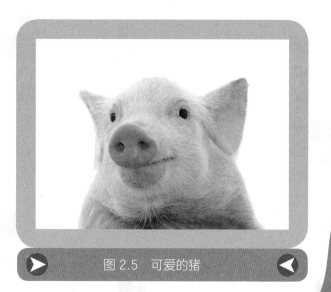

图 2.5　可爱的猪

除了作为食物，猪还作为疾病动物模

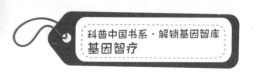
型在人类的生物医学研究领域中贡献着自己的力量。与其他动物模型相比，猪在解剖学、生理学、疾病发生等方面与人类极为相似，且饲养成本较低、不会产生伦理问题。心血管疾病、消化系统疾病、皮肤烧伤、口腔疾病、异种器官移植等都经常以猪作为模型动物，其中异种器官移植就是研究较为透彻、进展较大的一种。

▶ **小窗口**

异种器官移植 即异种移植，是指动物之间以及动物与人之间的器官移植。如果人体接受这些"异种器官移植"不会引起严重免疫系统反应，那么人类将获得源源不断的人体移植器官来源，从而有效解决人体移植器官严重短缺的现状。但其实从现状来看，异种器官移植培养出的器官移植于人体，会存在跨物种病毒感染等问题。

把动物的器官"嫁接"到人身上，让人伤病治愈或是获得动物的能力是人类自文明早期就有的美好梦想，在古代文学作品、壁画中屡屡能寻觅到关于这种想法的痕迹。我国的《山海经》、日本的《日本书纪》、丹麦童话《海的女儿》等多部作品中有关于人鱼的描绘。法国的拉斯科洞窟中有着距今 17000 多年的鸟头人壁画；古埃及传说中的狮身人面斯芬克斯、鹰首人身的荷鲁斯神和狼首人身的阿努比斯神至今还活跃在游戏和影视作品中；中国古代神话中人首蛇身的女娲娘娘；古希腊神话中更有半人半羊的农神和狩猎之神潘、半人半牛的弥诺陶洛斯等许多半人半动物的神祇。

异种器官移植并不仅存在于古人的想象之中，有记载说神医扁鹊曾给两个人互换心脏。虽然并不能确定换心脏这件事的真实性，但这可以证明古人早就已经有了器官移植的想法。在 1682 年，更是有了异种器官移植的确切、详尽的记录，荷兰外科医生米克伦（Job Janszoon van Meekeren）在给俄罗斯士兵做头部修复手术时，打磨了一片狗头骨填了进去，后来人们发现这位士兵恢复得非常好。于是，研究人员便产生了大胆的猜想，是不是动物器官都能移植给人？如果真的可以利用异体器官移植解决器官短缺问题的话，那些无望地等待合适的器官的患者就可以被挽救了。但是，选用哪一种动物作为器官的来源呢？

科学家首先想到了与人亲缘关系最近的灵长类动物：猴、猩猩和狒狒，这些动物的身体器官与人十分相似，理论上来说是最合适的器官供体。从 1963 年，被称为"当代移植之父"的托马斯·厄尔·斯塔兹尔（Thomas Earl Starzl）先后为 6 位患者移植了狒狒的器官，这些患者在术后存活了 19 天到 98 天不等。1964 年，哥伦比亚大学的基斯·瑞茨玛（Keith Reemtsma）医生将猩猩的肾移植给患者，术后患者仅仅存活了 9 个月。这些利用狒狒、猩猩作为供体的异种器官移植手术都不算成功，没有一位患者移植后存活超过一年。人们开始探究成功率不高的原因。

首先是这些灵长类动物的器官是否适合进行移植，答案是否定的。尽管它们与人类亲缘关系最密切，但体型上差异较大，这就导致器官的性能和尺寸不足以负担起在人体中工作的重任。同时，这些大型类人猿的生育率低且生长较慢，饲养成本居高不下，无法大规模饲养就意味着无法满足人类器官移植的大量缺口。此外，与人类的"近亲"关系让它们极易将体内的病毒传染给人类，而人类的免疫系统不足以抵抗这些病毒。甚或，将拥有自我意识的灵长类动物作为器官供体，存在伦理问题，容易引起社会的争议，最后科学家不得不将目光转向了别的动物。

在以兔、牛、羊等作为器官移植来源的实验均告失败后，1986 年，科学家终于将目光投向了猪，这才发现，原来猪才是那个最对的选择。

猪的生长周期短，一胎可以产大约 10 只幼猪，易于饲养繁殖，研究周期和成本大大降低，想要填补器官移植的缺口轻而易举。而且在大小、

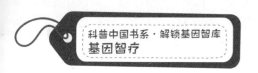
结构等解剖学指标和生理学指标上，猪的器官也与人的大体接近。同时，猪与人的进化距离适当，人类对它们器官内的大部分病毒还是有能力抵抗的。

虽然找到了异种器官移植的最佳选择对象，但猪和人之间还是有大量差异，这衍生出了另一大难题：移植排斥。幸而，基因工程技术的出现和发展为这一难题的解决指明了前进的方向和道路。

20世纪90年代，马萨诸塞州的大卫·萨克斯（David Sachs）博士，乘着基因工程发展的浪潮，将猪体内的alpha-gal分子（可引发人体免疫系统反应）敲除。这使人体对于面积较小的以及临时的猪皮肤移植不再产生排斥反应。但如果想要人体在移植猪器官后可以长时间生存，还需要对猪的全基因组进行更多改变。

2016年，穆罕默德·莫西丁（Muhammad Mohiuddin）博士领导的团队发表论文称，他们将猪的心脏移植给濒死的狒狒后，让狒狒延长了至少一年的寿命，更有一只幸运的狒狒，存活时间已达两年半。这个存活时间打破了以前从猪到灵长类动物心脏移植的纪录，希望就在前方。

除了动物本身取得了巨大的进展，CRISPR技术的出现也使修改供体基因更为简单高效。利用新的基因编辑技术，赖良学领导的研究人员在论文中说道，他们靶向修改了猪的基因，让其器官在人体内"工作"时引起的排斥反应大幅度减少，更好地融入了人体秩序。

2017年，某生物公司利用CRISPR技术成功敲除一组只在猪身上发现的病毒——内生性逆转录病毒，这种病毒一直被认为是阻碍异种器官移植的主要"拦路虎"，它有很大概率会导致人类在接受猪类器官移植时出现感染。2019年12月，该公司的联合创始人杨璐菡发表了一份论文预印本，其中提到，十几头经过CRISPR基因编辑的小猪3.0成功问世，它们是到论文发表时为止，基因编辑数量最多的动物。根据研究人员的各种测试，这些小猪的器官组织特征可以满足安全、成功地移植到人类体内的要

> ▶ **小窗口**

CRISPR（Clustered Regularly Interspaced Short Palindromic Repeats）技术让科学家可以改变细胞里的 DNA，从而治愈基因疾病。CRISPR 技术其实来自一个基础的科学研究，该研究的主要目的是了解细菌如何与病毒感染进行对抗。

细菌必须在它们的环境里对付病毒。我们可以这么想，病毒感染像个定时炸弹，细菌在被消灭前，只有几分钟时间可以拆除炸弹。很多细菌的细胞里有一种适应力免疫系统叫作"CRISPR"，它可以使细菌侦测到病毒 DNA 并消灭它。CRISPR 技术已经被应用于改变老鼠和猴子细胞里的 DNA，还包括其他有机体。

加州大学伯克利分校教授詹妮弗·杜德纳（Jennifer Doudna）和德国马普感染生物学研究所教授埃马纽埃尔·卡彭蒂耶（Emmanuelle Charpentier）由于发明了 CRISPR 技术获得 2020 年度诺贝尔化学奖。

求。尽管这篇论文没有经过同行评议，但这一进展迅速获得了"科学"网站的介绍，这些基因编辑猪被认为可能是 21 世纪初期适合捐献器官的猪相关研究中"全世界最好的候选者"。

现在许多国家政府和大型生物公司纷纷开展以猪为器官移植供体的研究，在"二师兄"们以一己"猪生"为人类换"新生"的无私奉献下，也许器官短缺的问题即将在不远的未来得以解决，惠及无数患者。

"二师兄"的
新奉献——猪心脏移植

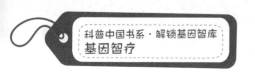

第六节
探取"大师兄"猴哥"抗病真经"

"大师兄"孙悟空是我国古典四大名著之一《西游记》中最具特色的形象，桀骜无畏、忠诚英勇，他的经历令人热血沸腾：仙石孕生、万里学艺、大闹天宫、西天取经、功成封佛。他也因此成为国人最熟知且最喜爱的神话角色之一。

孙悟空在取经路上劳苦功高，但那毕竟是在神话故事中，现实生活中他也有如此大的贡献吗？答案也是肯定的。我们来看看"大师兄"猴哥在人类研究和防治疾病历程中的战果。

与疾病的抗争就犹如人类的宿命，从古至今，人类屡受威胁，但从不妥协。了解和认识疾病是科学家始终面对的一个重大课题，他们关注的主要内容有两方面：疾病发生的原因和疾病发生的机制。如果不能了解疾病的病因和症状，治疗则无从谈起。幸运的是，已经有近 3000 种遗传性疾病的病因被医生和科学家找到，但有关发病机制的研究进展一直缓慢。关键时刻，动物模型开始大显身手。

研究人员以小鼠、果蝇等动物作为模型可以了解某一疾病的遗传原理和代谢调控等情况，但这还不足以让疾病的本来面目大白于天下，还需要与人类亲缘关系更近的动物作为模型进行科学研究。我们都知道，人类是灵长类动物，再细分的话，属于类人猿亚目，在这一亚目中还有猴和猿这两类非人灵长类动物。事实上，全球的实验室或公司所研制的新药大部分都可以通过早期的动物实验，后续在人身上进行临床实验时却几乎都失败了。出现这种现象的主要原因就是科学家在进行动物模型实验时，仅停留在与人的遗传差异比较大的小鼠或犬科动物等阶段，没有进行非人灵长类动物实验。

在所有的非人灵长类动物中，猴因为自身基因与人类基因有 98% 的同源性且饲养压力没有猿高而成了最理想的动物模型。在研究人类的生理代谢等疾病方面，猴的作用不可小觑，尤其是在人类传染病领域。能感染人类的传染病一般不可跨物种传播，但以猴作为动物模型没有这个问题。可以说，利用非人灵长类即猴子来建立疾病动物模型，能极大程度地缩小科学研究中动物模型与人之间的遗传差异，与真实的人类状况更相近，这是连接基础研究和临床实验的必要甚至是唯一的桥梁。

放眼全球，各国都很重视非人灵长类动物的研究。科研实力雄厚的美国已建立多个灵长类研究机构，其他国家也不落于其后，德国、日本等国也先后建立了相关研究中心。但由于灵长类动物资源缺乏、经济成本居高不下和伦理道德存在困境等，目前这些机构的科研进展十分缓慢。而我国非人灵长类动物种类丰富，饲养繁殖发展迅速，国家大力支持，这使得我国在非人灵长类动物模型方面有了很好的积累，甚至在转基因猕猴模型方面领先于其他国家。

2017 年 11 月 27 日，苏州孙强团队的实验室诞生了世界上首只体细胞克隆猴"中中"。2018 年年初,《细胞》(Cell) 杂志的封面上就出现了克隆猴"中中"和"华华"的身影。这则重磅消息震惊了科学界，毫无疑问，克隆猴的诞生是一项突破性的成果，意义重大。对于人类疾病的研究而言，克隆猴则带来了无限可能，它可以在短时间内产生遗传背景一致的模型，减少了因个体差异而导致的实验误差。许多代谢性、神经性疾病的基础科学研究都将从克隆猴技术中受益。

为了研究疾病，中国科学院神经所的许多团队都与孙强团队进行了合作。2019 年 1 月，张洪钧团队成功构建了世界首批核心节律基因敲除猕猴。随后，孙强团队对这些基因敲除猴进行了克隆，成功获得了批量的疾病模

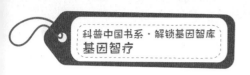
型猴。这为后续利用体细胞克隆猴技术研发各种疾病模型猴带来了希望。

　　作为应用最为广泛的另一种模式生物，小鼠的成功很大程度上要归功于其品系确定性——一个品系拥有一致的遗传学背景。如果使用同品系的小鼠进行实验，就可以有效降低个体差异造成的实验干扰。而克隆猴技术的出现则意味着人类可以制造出类似于小鼠品系的猕猴品系，可以在相同遗传背景的多个猕猴个体中进行实验。考虑到猕猴与人类的高度相似性，克隆猴将作为模式生物为基础生命科学研究（如脑科学研究）和临床前药物实验提供支撑，诸如免疫缺陷、肿瘤、代谢性疾病，以及阿尔茨海默病、自闭症等神经精神疾病的相关研究都将从这一技术中获益。

　　从长远来看，灵长类动物作为疾病动物模型优势巨大。虽然目前许多疾病的分析方法还未能在灵长类模型上成熟应用，不过科学家相信，随着人们的重视和科技的发展，"大师兄"猴哥在人类疾病发病原因和发生机制探索的过程中，必将发挥更大的作用。

第三章
疾病探查界的"扫雷" 小能手——基因检测

　　基因测序技术在 20 世纪 70 年代首次建立，在最近几十年的发展中，新的基因组测序技术更新换代，已经可以对单个 DNA 分子进行测序，测量时间非常短，成本也降低了不少。

　　基因检测技术为人类战胜疾病提供了有力支撑，在大数据技术的加持下，基因检测技术在疾病早期筛查、疾病发病机制、个性化精准医疗等方面取得更多的进步，为从基因角度切入的治疗疾病和预防疾病提供了更多的思路和方法。因此，基因检测技术是疾病探查界的"扫雷"小能手，既能优选基因，帮助更多夫妻生出健康的宝宝，又能找到许多难治疾病的发病根源，辅助治疗，优化治疗效果。

　　基因检测技术到底还有哪些厉害的超能力呢？

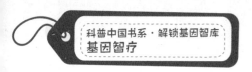
第一节
人的健康起点——试管婴儿的基因优选

父母的爱是世界上最深刻、最永恒的感情。生命在爱中孕育，在爱中诞生，也在爱中被寄予最美好和真挚的期许——一生一世健康平安。但事实上顺利出生的健康婴儿已是命运眷顾的幸运儿，大多数有染色体异常的胚胎都会不着床、流产或者胚停育。即使是成功分娩，健康平安这样简单朴素的愿望有时也是一种奢望，染色体异常会引起多种新生儿染色体异常疾病，甚至导致新生儿的死亡。生命是如此独特而珍贵，每一个生命都值得我们倾力呵护。科学家拯救生命的努力从未停止，既然自然孕育会有染色体异常的胚胎，可否用科学的手段"移除"这些缺憾呢？试管婴儿应势诞生。

1978年，首个试管婴儿顺利诞生，截至2021年，全球试管婴儿已超800万例，我国也有约1%的新生儿通过该技术诞生，蓬勃发展的试管婴儿技术帮助一对对夫妇实现做父母的梦想。但是，随着辅助生殖技术的深入发展，科学家发现试管婴儿依然有50%～57%的概率会出现染色体异常！经研究发现，筛查早期胚胎是否携带致病基因可以有效解决这个问题，第三代试管婴儿技术由此发展产生，它为许多高龄妇女和携带变异基因的夫妇生育正常婴儿提供了保障和希望。

这种为无数夫妻带来福音的技术——第三代试管婴儿技术是胚胎移植前基因诊断／筛查（Preimplantation Genetic Diagnosis/Preimplantation Genetic Screening，PGD/PGS）的俗称，通过移植前对胚胎进行遗传病和基因缺陷筛查和诊断，能有效提高着床率，降低后期流产和婴儿不健康的风险。而胚胎的筛检其实就是检查基因，在做人工生殖取卵的时候，对卵子进行基因分析，解析卵子的基因形式，这就是植入前的 DNA 诊断，即受孕前的基因诊断。

具体了解这项技术前，我们要首先明确几个概念。第一，什么是染色体和基因？染色体是遗传物质——基因的载体，胎儿通过染色体遗传父母的特质，相应地，某些家族遗传病也会通过染色体进行遗传。第二，染色体或基因异常会导致哪些疾病呢？目前可知的有三类。第一类是由于染色体数量异常引起的遗传病，大概有上百种，典型的如唐氏综合征、18- 三体综合征、13- 三体综合征、特纳综合征、克氏综合征、两性畸形等。第二类是染色体结构异常引起的疾病，典型的有罗伯逊易位、慢性粒细胞白血病、9 号染色体臂间倒位等。第三类是基因遗传病，如单基因遗传病色

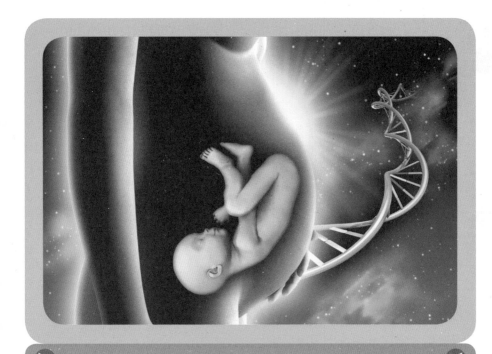

图 3.1　染色体影响胎儿

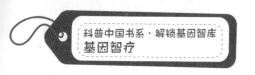

盲症、早衰症、血友病、白化病、视网膜母细胞瘤等和多基因遗传病癫痫病、精神分裂症、抑郁症、唇腭裂等。知敌是为了御敌，了解了这些因染色体／基因导致的病症，我们就可以因症施策了，显而易见，检测项目就是我们接下来需要进入的正题——胚胎移植前基因诊断／筛查技术。

PGS 就是胚胎植入前遗传学筛查，指在胚胎移植回子宫前，对其进行染色体数目和结构异常检测，通过比对分析胚胎是否存在遗传物质异常、染色体的数目是否缺失等。假如备孕的夫妻还担心会有染色体形态结构异常的问题，那也没问题，在胚胎移植前基因筛查的基础上增加染色体易位和倒置的检测就可以了。

有时夫妻双方本身并无基因或染色体异常，但反复出现染色体异常的胚胎或胎儿、不明原因的复发性流产和试管婴儿反复种植失败的问题。这其实是因为胚胎出现非整倍体的染色体异常，而且其出现概率随着女方的年龄增加而提升。绝大部分胚胎即使有染色体异常也会在早期被自然淘汰，并不会对母体造成伤害。因此，我们一般建议的需要进行胚胎移植前基因筛查的人群包括高龄孕妇、反复试管婴儿失败者、父亲为严重少弱精子症患者，以及有不良妊娠史（比如曾生出过染色体异常患儿）的女性。2010年以来，高通量测序技术（High-throughput Sequencing）得以迅猛发展，将胚胎移植前基因筛查带入全新的领域，一次就能对几十万到几百万条 DNA 分子进行测序，对一个胚胎的基因组进行细致全面的分析已成为可能。不过，虽然胚胎移植前基因筛查技术能够在胚胎阶段就对胚胎进行筛查，但常规产检也是不可忽视的，如果在常规产检时发现胎儿有异常，或者孕妇本人符合产前筛查指标，通过羊水穿刺或其他的产前诊断来确认和排除也是非常必要的。

PGD 则是胚胎植入前遗传学诊断，即在受精卵移植入子宫之前对染色体进行的遗传学诊断，以检测胚胎是否携带遗传病致病基因，并对其进行基因分析，最后从中选出健康胚胎。这种方式目前可以诊断出百余种遗传性疾病。

胚胎植入前遗传学诊断适应的检测人群是单基因相关遗传病患者、染色体病患者、性连锁遗传病患者及可能生育异常患儿的高风险人群等。2016年2月28日，上海交通大学医学院附属国际和平妇幼保健院内诞生了国内首例采用单细胞高通量测序联合核型定位技术的第三代试管婴儿。专家通过胚胎植入前遗传学诊断技术，阻断了该婴儿遗传家族性甲状腺癌基因的可能。

根据上述情况，我们可以看出胚胎移植前遗传学诊断／筛查有一个共同点，它们都是基因筛查的手段，都是胚胎移植前针对胚胎的健康状况进行的筛查，都可以直接筛除不健康的胚胎，挑选健康高质量的胚胎植入子宫，从而使想要生育的夫妻拥有一个健康的宝宝。

当然，它们的技术也各有侧重，最显著的不同在于：胚胎移植前基因筛查是一种遗传学筛查，胚胎移植前基因诊断是一种遗传学诊断。胚胎移植前基因诊断是针对那些已知遗传致病因素的小众人群，其目的是阻断相关遗传病在家族中进一步传递，检测对象是患者和家族中的携带者。胚胎移植前基因筛查技术是科学家在胚胎移植前基因诊断的基础上开发出的升级版，其针对的目标人群更广，检查的目标更多、更全面。

流传了几千年的名篇《触龙说赵太后》中最令我们记忆深刻的一句话就是：父母之爱子，则为之计深远。什么是真正的爱子？什么是真正的为之计深远？一个健康的身体才是一切美好生活体验的开端。近些年来我国试管婴儿技术发展非常迅猛，目前大部分国际上可开展的试管婴儿技术在我国都能顺利开展，某些方面甚至已处于世界领先地位。在科技的迅速发展下，试管婴儿未来的发展脉络正在逐步清晰和明确，优选胚胎将是研发的基础和方向，让每个宝宝都能有一个健康的起点，快乐冲刺人生高点！

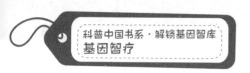
第二节

让"唐宝宝"变成历史——预防新生儿缺陷的产前诊断

2019 年年末，纽约时装周上一组走秀的照片在网上获得了极高的关注度，与别的模特相似的是，照片中的女孩步伐自信、优雅，唯一与众不同的是，她是世界上第一位患有唐氏综合征的专业模特——来自澳大利亚的玛德琳·斯图尔特（Madeline Stuart）。虽然长相异于常人，身材也相对矮小，但她的表演丝毫未输给与她同台走秀的世界名模，并且感染了台下的每一位观众。除了玛德琳·斯图尔特，多年前媒体相继报道的天才指挥家舟舟，更是我们熟知的"唐宝宝"艺人。然而，像玛德琳·斯图尔特和舟舟这种既被人熟知，又可以体现自我价值的"唐宝宝"少之又少。绝大多数患有唐氏综合征的患者，智力严重低下甚至是无行为能力，这使得他们无法正常融入社会，只能被迫居家生活。患者不仅痛苦不堪，而且终生需要家人照料，给家庭增加了沉重的负担。这种负担不仅体现在巨大的经济压力上，和疾病一样伤害他们的还有周围人的误解、歧视与排斥。这种情况下，照料者的精神也饱受摧残。

那么这种能给"唐宝宝"及其照料者带来身心疲惫和痛苦的唐氏综合征究竟是什么呢？想要真正地了解，我们就要从出生缺陷讲起。出生缺陷是指由于环境、遗传以及母亲年龄等因素，导致的形态、结构、功能、代谢、精神、行为等方面的异常，是引起新生儿死亡、先天性残疾和智力低下的主要原因，对新生儿的生长和发育构成了严重的威胁。唐氏综合征就属于这种染色体缺陷类疾病。

怎样的染色体异常变化会引发唐氏综合征呢？如何避免新生儿出生缺陷呢？我来告诉你答案。

人体内有 23 对（46 条）染色体，这些染色体都遗传自父母，在减数分裂过程中，当父母一方的生殖细胞中的 21 号染色体不分离时，就会使异常的配子与正常的配子相结合，导致形成 3 条 21 号染色体。与正常人体细胞相比，多出的 1 条 21 号染色体导致了一系列唐氏综合征相关的症状，因此唐氏综合征又称 21- 三体综合征。

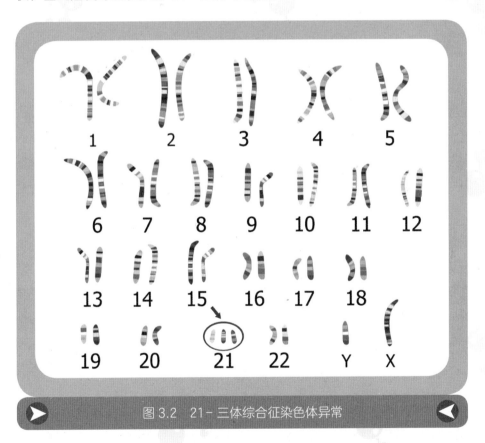

图 3.2 21- 三体综合征染色体异常

除 21- 三体综合征外，18- 三体综合征、三 X 染色体综合征和特纳综合征也均属染色体异常型疾病，其中以 21- 三体综合征最为普遍。21- 三

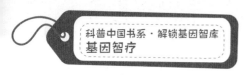

体综合征患者会表现出异于常人的特征：如肌张力低，眼睛较小并向上倾斜，成人会出现裂纹状的舌头，颈部皮肤厚等，并且患者在智力低下的同时还经常伴有其他并发症，包括听力缺陷、先天性心脏病、白血病等。

在我国，出生缺陷已成为新生儿致残，甚至死亡的重要原因之一，这其中有 0.125% 是因为染色体缺陷导致的出生缺陷新生儿。受医疗技术等因素制约，这些染色体缺陷类疾病不能像其他疾病一样通过药物或手术治愈，只能依靠康复训练。虽然我国社会福利制度在逐年完善，但是在专业残疾人康复训练领域还有很长的路要走。目前还没有足够的平价市场康复机构，这就导致了绝大多数家庭无法承受高昂的康复费，唐氏综合征患者得不到应有的专业护理和关爱，使患者及其家人都很痛苦。

虽然以书中所述的技术条件还无法治愈这类遗传性缺陷疾病，但我们医学领域的专家学者依然在努力，他们开辟了新的道路，期望从源头阻断疾病的产生：这就是产前的筛查和诊断。目前已知，通过有效的产前筛查和产前诊断，对胎儿进行基因筛查和诊断，能对染色体异常或基因异常的胎儿提前进行干预，并对高患病风险的孕妇提出必要的终止妊娠建议，从而让宫内或新生儿期出现的健康问题得以在早期预防。

防患于未然，面对危险和未知，需要有一道安全之门来守护我们的健康，而产前筛查和产前诊断，则是锁牢这道新生儿平安大门的钥匙。自科学家发现一种唐氏综合征的出现规律（即随着准妈妈年龄的增长，新出生儿患病概率会随之增加）后，产前筛查和产前诊断得到了迅速发展。

产前筛查是指对胎儿畸形的筛查，这包括在早孕期或中孕期预测胎儿患有唐氏综合征和其他染色体异常的风险，以及在中孕期通过超声进行胎儿结构异常的"大畸形筛查"，也叫"大排畸"。同时，产前筛查还包括母体疾病的筛查，如母亲甲状腺功能异常、妊娠期糖尿病、子痫前期和早产的筛查等。我们通常称针对唐氏综合征的筛查为唐筛，它通过简单的抽血对孕妇血清中的激素或蛋白进行化验，测出生缺陷胎儿的发病概率，当数值超过正常值时，就需要进一步检查。这种技术手段已经运用了很多年，准确性相对较高，不过唐筛属于检查手段，检查结果都是概率，也就是说只是一项"风险评估"，而不是诊断。它们的结果一般分为两种：低风险和高风险。高风险结果就是提示准妈妈必须进行确诊性的产前诊断了。

最为常见的产前诊断方法是羊膜腔穿刺法。由于胎儿在羊膜腔内进行各种生命活动时会将自身的细胞留在羊水中，医生通过羊膜腔穿刺法获取羊膜腔内的羊水，对羊水内的胎儿细胞进行大量培养后获得胎儿的染色体，并对染色体信息进行染色体核型分析检测实验，由此鉴定胎儿染色体是否异常。但是由于这种介入性的产前诊断均为有创性的，可能引起流产、胎儿损伤、出血、感染等并发症，这使得孕妇及其家属难以承受可能出现的风险从而拒绝行产前诊断，导致 21 - 三体综合征患儿的出生。此外，绒毛活检和脐静脉穿刺法也均属于有创性的产前诊断检查。

好在技术是不断发展的，现在我们又有了新的产前筛查方法——无创产前 DNA 检测。它通过采集孕妇的静脉血，提取血浆中游离的 DNA 片段得到胎儿的遗传信息，并进行高通量基因测序，通过生物信息学技术对测序结果进行分析，最终完成对胎儿染色体的排查。因为是采孕妇的静脉血，对胎儿不会造成任何伤害，所以此项产前检测被称为无创产前检测，来和传统有创产前检查形成区别。并且无创产前检测的准确率要比唐筛高，能高达 99%，假阳性明显低于传统的筛查，具有较高的阳性预测值，可在高龄孕妇的检测中广泛应用。而在 35 岁以下和唐筛筛查结果低风险的妊娠妇女中，无创产前检测在检测唐氏综合征时中具有更高的敏感性、特异性、阳性预测值、阴性预测值，提供了无损伤且高精确的产前检测方法。

当然无创产前检测也不是完美无缺的，它和唐筛一样也是一旦出现高风险结果，孕妇就必须进行产前诊断。由此可以明确，唐筛和无创都是产前筛查，无创产前检测相对唐筛而言准确率更高，伤害性小，但是成本较高；而传统筛查还具辅助诊断神经管缺陷等其他异常的功能，现有条件下，

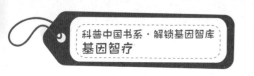
传统产前筛查不能完全被摒弃。

随着国家生育政策的不断开放，有了越来越多的高龄孕妇，但伴随着产妇年龄的增长，胎儿的染色体缺陷性疾病患病率也会随之增高。因此专家建议，在条件允许的情况下，可结合唐筛和无创这两种产前筛查方法，当结果为高风险时再进行羊膜腔穿刺，把对胎儿的人为伤害降到最低，安全有效地了解胎儿的发育情况，防患于未然。

相信在不久的将来，在各方面的努力下，产前筛查和产前诊断技术都会更加完善，并能降低成本得到更大范围的普及，从而给每一个新生儿家庭带来健康平安的希望。让"唐宝宝"成为曾经的伤感和回忆，让健康可爱的宝宝们承载着希望，平安出生、茁壮成长！

第三节
基因筛查为新生儿开启健康之旅

有一种女孩叫"西红柿女孩"，然而拥有着甜美名字的她们并不是童话故事里的精灵，而是终日需以西红柿为主要食物的苯丙酮尿症患者。她们每天都吃西红柿！面对如今琳琅满目的各色蔬果，这种饮食方式实在是单调。然而对苯丙酮尿症患者而言，西红柿却是他们不二的选择。带着这样的遗憾和疑问，让我们来了解一下，什么是苯丙酮尿症。苯丙酮尿症患者为什么要吃苯丙氨酸含量低的食物？是什么原因导致他们患病？这类疾病会引发死亡吗？我们应该如何预防其发生？

苯丙酮尿症属于常染色体隐性遗传性疾病。染色体中的基因突变导致人体不能合成苯丙氨酸代谢途径中关键性的酶——苯丙氨酸羟化酶

（Phenylalanine Hydroxylase, PAH）。而氨基酸的代谢是需要多种酶蛋白参与的，当人体缺少苯丙氨酸羟化酶时，苯丙氨酸就不能转变成为酪氨酸，只能通过转氨酶的作用转化成丙酮酸。大量未

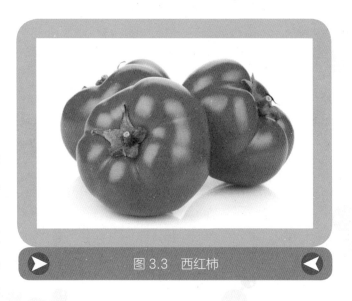

图3.3 西红柿

转化的苯丙氨酸以及经分解后得到的丙酮酸会蓄积在血液及尿液中，并从尿液中大量排出，这类缺陷型疾病被称为苯丙酮尿症。由于患者体内含有大量的苯丙氨酸，摄取食物时就需忌食含苯丙氨酸的食品。目前，苯丙酮尿症的治疗主要采用饮食疗法，即低苯丙氨酸饮食疗法，通过规范饮食，可以有效预防丙酮酸对大脑的损害。

苯丙酮尿症有轻症和重症之分，但并不属致死性疾病，所以没有被列入产前诊断，因此产后新生儿的基因筛查就显得尤为重要。举一个简单的例子，一个基因解码的研究中心收到一份女性的血液样本，这份血液样本的主人并没有显现苯丙酮尿症的任何症状，但她的第一个孩子却患有此类疾病。经基因检测后发现，该女性是一位无症状的轻度苯丙酮尿症患者。如果该女性在一出生时就进行基因筛查并及时治疗，就可提前对胎儿进行产前诊断或产后干预，完全有机会避免将此疾病遗传给胎儿。由此可见，新生儿的基因筛查十分必要。

都说子女是父母的复刻版，不仅长相，连脾气秉性都会与爸爸妈妈相像。这是由于父母将各自的基因遗传给了宝宝，伴随基因传递给宝宝的，除了血脉的延续，也不可避免会有某些潜在的遗传类疾病。

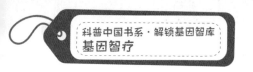
▶ 小窗口

什么是染色体？什么是基因？它们之间的关系是什么？

俗话说"一百人有一百种性格"，人的性格、高矮、胖瘦和健康大部分是由基因决定的。人类最基本的遗传物质是 DNA，基因则是控制我们个体差异的 DNA 片段，而 DNA 的载体则是染色体。简单地做个并不是十分科学的比喻，大家小时候都吃过糖葫芦吧，我们可以将染色体比喻成糖葫芦的杆儿，DNA 片段则是上面的山楂，小小的芝麻就是我们所说的基因啦，但是真正的基因在染色体上是呈直线排列的。为什么说这是个不科学的比喻呢？因为一条染色体上包含了成千上万个基因，可不是几颗山楂那么简单的。我们人体共有 23 对染色体，包含了 2 万多个基因，丢失了一条染色体就意味着丢失了成百上千个编码基因，因此染色体的缺失或者增加往往是致命的，而基因的缺失和突变多数情况下并不致死。大家读到这里是不是恍然大悟，原来苯丙酮尿症不是致死性疾病的原因是这样的！

每对父母都不愿自己的宝贝遭受病痛，更不愿意自己的宝贝一出生就输在了起跑线上。因此，让孩子拥有健康的身心，快乐拥抱世界，新生儿遗传基因筛查刻不容缓！

新生儿基因筛查是宝宝来到这个世界上的第一道"安检"，这项检查需要采集新生儿出生后 3~7 日内的足跟末梢血。采集新生儿的足跟血是全球通用的检测方法，只是采集两三滴宝宝足跟内侧或外侧的末梢血，不会造成伤害，且此项筛查可以检测出几十种疾病，真是小小的血滴，大大的用处！一旦发现疾病的苗头，及时干预，积极治疗，将有很高概率让患病的宝宝和正常的孩子一样茁壮成长。因此，为宝宝开启健康的人生之旅，新生儿基因筛查就是第一个防身的护盾！

新生儿基因筛查主要筛查先天性甲状腺功能减低症和苯丙酮尿症等遗传代谢性疾病。我们在前文里介绍的苯丙酮尿症是由于基因突变诱发的苯丙氨酸代谢途径改变，使苯丙氨酸不能转化成酪氨酸，而在体内过度累积，导致患者出现毛发变黄、皮肤白皙有划痕、湿疹等症状，并且患者尿液有鼠臭味，严重时可延缓大脑发育。与苯丙酮尿症一样，先天性甲状腺功能减低症也是遗传代谢类疾病，是由于甲状腺激素合成量低或其受体缺陷诱发的一种甲状腺功能障碍类疾病。主要表现为身材矮小等发育受阻特点。这种病常常因为症状不明显被孩子的监护人忽视，造成不可逆的脑损伤。此类因遗传代谢导致的新生儿缺陷类疾病筛查测试方式相对简单，仅初步对血清中的苯丙氨酸和促甲状腺激素进行测定即可预判，如需精准确诊则还要进一步对经常突变的基因进行检测。

现在也有办法检测基因是否突变！这时候足跟血就派上了用场！使用核酸提取试剂盒，从足跟血中提取到宝宝的遗传物质即 DNA，遗传代谢性

▶ **小窗口**

除先天性甲状腺功能减低症和丙酮尿症外，遗传代谢性疾病筛查还可以检测以下常见类疾病：①酶代谢缺陷等诱发生长激素分泌不足导致的侏儒症，此类疾病可以通过后天注射生长激素保障儿童正常发育；②葡萄糖-6-磷酸脱氢酶（Glucose-6-phosphate Dehydrogenase，G6PD）缺乏引发的溶血性疾病，此类代谢遗传性疾病患者不可食用蚕豆或接触引发溶血性类的药物，避免诱发急性血管内溶血；③肾上腺皮质激素分泌不足导致的先天性肾上腺皮质增生症，此类代谢遗传性疾病患者因雄激素过高，需服用盐皮质激素和糖皮质激素等药物进行治疗，避免女孩男孩化或男孩早熟化。

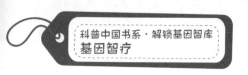

疾病相关的基因都可以在那里筛查，这样就缩小了检查范围，可以提高效率。可是在上万条基因中，如何精准找到那4条基因序列呢？如果不想些办法，那无异于大海捞针。这时就可以利用实验室里最常用的聚合酶链式反应（PCR技术）来精准定位了。

可是单单通过定位搜索到目的基因还不够，我们还需要对这个基因进行大量复制，得到此基因的复制子，这样才可以判断基因是否存在突变。当测试结果异常时，根据筛查结果及早制定治疗方案，可有效减少患病者及其家人的痛苦。

▶ 小窗口

聚合酶链式反应中的一个重要环节是设计扩增引物，那么扩增引物又是什么呢？如果我们把一篇长篇巨著比喻成大量的基因，把我们所要找到的基因序列比喻成其中的一句话，那么扩增引物就像是这句话的开头和结尾。如果知道了这句话的开头和结尾就可以很容易地把整句话从巨著中找出来，这就是引物的作用。

随着科学的进步，筛查技术更加简便精准，目前已经可以通过采集新生儿的口腔黏膜细胞或在新生儿出生时无创采集脐带血来采样筛查，消除了家人对采集新生儿足跟血的顾虑。传统的有创检测是先对血液中的代谢物进行测定，如发现异常则进行后续基因检测，受生理因素和环境因素的影响，相较之下，直接检测基因显得更精准。

通过以上的介绍，大家是否对新生儿基因筛查有了新的认识？做好新生儿基因筛查，让宝贝拥有健康的体魄，这是我们能做到的，也是对孩子最初和最真的心意。正如斯凯特曾说："我们认为，父母要给孩子最好的，并且应该尽一切可能让孩子过上健康的生活。"

第四节
"有病无患"——锁定疾病前兆的疾病诊断基因检测技术

好莱坞女星安吉丽娜·朱莉（Angelina Jolie）有很多标签：美丽、性感、善良或者特立独行……当然，还可以再加上一个"勇敢"，几年前，朱莉高调宣布她切除了双侧乳腺。这当然与博取眼球毫无关系，而是为了预防乳腺癌。两年后，为预防卵巢癌，朱莉又切除了卵巢和输卵管。一时之间，不仅舆论轰动，也让预防癌症的话题再一次进入公众视野，引起了广泛的讨论。其实，朱莉的这种大胆做法除了源于自信和勇敢，也是科学和谨慎考虑的结果。她的母亲及祖母分别患有卵巢癌和乳腺癌，专家通过基因检测技术发现她也携带遗传性 BRCA1 突变基因。BRCA1 本来是抑癌基因，可有效抑制细胞癌变，但是当 BRCA1 突变后却会提升乳腺癌和卵巢癌的患病率。朱莉听从专家建议选择了预防此类疾病的最积极的方法，并以实际行动向世人展示了疾病诊断基因检测在现代医学领域的重要性！那么什么是疾病诊断基因检测技术？做这种检查是大明星的专利吗？我们普通人是否有这样的机会做到未病先防？

疾病诊断基因检测技术是通过血液、其他体液或细胞对个人的疾病易感基因进行检测，通过分析基因信息从而预知患病风险或明确病因。

俗话说"预防重于治疗"，未病先防、已病防变的理念已经深入人心。疾病诊断基因检测技术就是这种能够防患于未然的神奇技术，目前已应用于遗传疾病和某些常见病的诊断，不仅可以对高危险基因突变性疾病进行

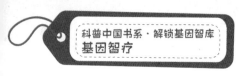

定向风险评估，提早预防，降低发病风险，也可以对已患病者进行基因突变位点分析，指导其临床用药，避免病情恶化。朱莉就是通过对遗传性乳腺癌和卵巢癌易感基因 *BRCA1* 进行检测，发现自己存在遗传性高患病风险，预防性切除了卵巢和乳腺，进而降低了约 80% 的患癌和死亡风险，让自己可以享受更长时间的健康。

现如今，乳腺癌和卵巢癌已成为最常见的女性恶性肿瘤。乳腺癌的发病概率高达 11%，在某些城市甚至已高居女性恶性肿瘤榜首，致死率高居肿瘤致死前 10，其中遗传性乳腺癌占所有乳腺癌的 10% ~ 20%。最令人遗憾的是，由于初期症状不明显，大多数卵巢癌患者确诊时常常已是晚期，因此卵巢癌又称沉默的癌症，其死亡率高达 70% 左右。科学家在针对乳腺癌和卵巢癌的研究中发现，*BRCA1/2* 为主要易感基因，*BRCA1* 突变概率约 30%，而高风险家族成员女性患病率则高达 50%。女性携带 *BRCA1/2* 突变基因的乳腺癌发病风险为普通人群的 10~20 倍，高达 85% 的遗传性乳腺癌患者携带 *BRCA1/2* 突变基因。因此，无论是否患有此类疾病，女性都可以通过基因检测技术提前了解自身的基因状况，有效预防此类疾病的发生。

除肿瘤外，脑卒中（中风）等遗传类疾病也可利用疾病诊断基因检测技术提前进行排查，降低人们的患病风险，或辅助医生对轻重症患者合理用药，以获得最佳的治疗效果。慕尼黑大学的赖纳·马利克（Rainer Malik）及团队利用全基因组测序技术鉴定了 32 个与脑卒中相关的位点，对高风险或已发病人群获得精准性评估，同时为研制新型靶向药物提供坚实的理论基础。2018 年《细胞》期刊上刊载了一篇关于前列腺肿瘤患者基因测序的数据，找出了近百种遗传性易感基因，为攻克这一病症提供了新的研究方向。

疾病诊断基因检测技术不仅可以预防某些常见高发类遗传性疾病，还可以指导临床对相应的突变位点合理用药，为实现精准治疗提供指导。精准医疗，顾名思义，就是通过科学解读与疾病密切相关的生物医学大数据，结合传统医学，根据患者的基因特点或生理状况制定的个性化治疗方案，精细诊断，准确治疗，并最大程度减少诊断过程中对患者身体的损伤。精准医疗技术的出现，将显著改善癌症患者的诊疗体验和诊疗效果，有效推动人类健康水平再上一个新的台阶。

基因检测技术就是精准医疗得以实施的保障，我们可利用基因检测手段和数据分析策略寻找不同的突变位点，通过对不同治疗靶点分析，实现对同一种病不同突变位点的精准治疗。

▶ **小窗口**

- 同型异治：由于突变的基因不同，患有同一类肿瘤的患者，服用相同的药物疗效不尽相同。
- 异型同治：由于突变的基因相同，即使是不同种肿瘤，服用相同的药物均可达到理想的治疗效果。

  因此，我们要在突变基因上下功夫。

精准医疗的重点不在医疗，而在"精准"，也就是在正确的时间，为正确的人，使用正确的药物，这时候基因测序技术展现出它真正的实力。以最常见的肿瘤疾病为例，我们可根据患者病症及经济情况采取不一样的检测手段。如果患者经济状况一般，仅检测病症相关的常见突变基因即可，惠而不费，如大部分晚期肺腺癌患者携带 *EGFR* 和 *ALK* 等突变基因，依据具体的突变位点可采取不同的靶向药物进行治疗。如果患者经济条件允许，想尽可能地了解自己身体全部的基因状况及哪类靶向药物可以更有效地战胜病魔，那么就可以对自己的全基因组进行测序，找出全部的突变基因，方便医生综合制定治疗方案，全方位治疗疾病。

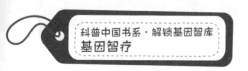
▶ **小窗口**

基因组测序如何指导靶向用药？

通过同型异治的例子我们知道，不同种基因突变会引发同种疾病，那么基因的突变位点就是药物的靶标。靶向药物可以像导弹一样精准定位到病变处，对肿瘤细胞进行特异性的杀伤，避免波及正常细胞，进而实现精准治疗。基因组测序技术除指导临床正确用药外，还可通过对突变位点的分析深入了解发病机制，有助于推动靶向药物的研发。

也许你会担心，面对人类基因组那么庞大的数据，科研工作者如何能够测定并得到精准的数据分析，进而精准治疗患者呢？是全基因组测序及生物信息学技术的发展给了科学家信心和勇气来担此重任！全基因组测序（Whole Genome Sequencing），是指利用高通量测序平台对完整的基因组进行测序，并通过生物信息学技术手段对数据进行解读，分析并鉴定异常基因。该技术不仅能为患者捕捉致病及易感基因，从而指导其临床用药，还可以为医学及科研领域揭示疾病的发病原因，为遗传机制以及新型的药物研发等提供重要信息。

听起来如此高端而复杂的检测技术，我们普通人能否承担得起检测费用呢？令人欣慰的是，常见的基因检测只需几百块钱，普通家庭完全可以承担。而全基因组测序费用虽然相对高昂，但随着基因测序技术的成熟，基因测序成本已经有了逐年下降的趋势。根据测序及分析方式的不同，曾经需要几十万才能完成的检测，已经变为只需几万元即可。而且值得期待的是，科学家正在不断努力，力求让价格更加亲民，让普通人花更少的费用去全面了解自己的 DNA 信息。

防未病，治恶疾。让高风险人群有针对性地预防疾病，让已患病者拥有个性化治疗方案，让疾病诊断基因检测技术时刻守护着人类的健康！

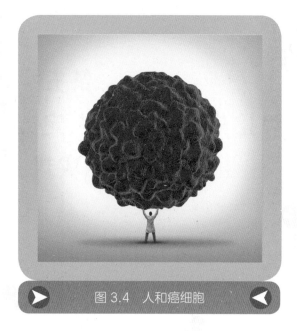

图 3.4　人和癌细胞

> ▶ 小窗口

　　"Whole Genome Sequencing"中的"whole"意义非凡！它指的是染色体上全部的 DNA。如何得到全部的遗传信息是关键！首先，要将提取的长链 DNA 片段化，打断成小片段 DNA，便于测序。其次，将全部片段化的 DNA 进行测序，并参照完整的基因序列将这些片段化的 DNA 序列进行拼接，得到样本的基因组序列。最后，将拼接好的基因组序列与正常的基因组序列进行比对分析，鉴定基因突变位点。如此复杂的检测过程会不会花费很长时间，致使病情恶化呢？随着测序和大数据分析技术的飞快发展，全基因组测序及数据分析可以在几天内完成，为每一位患者争取到宝贵的治疗时间！

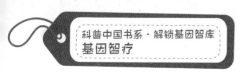

第五节
治疗方案的私人定制时代——药物基因组学实现精准医学

2005年春晚，最吸睛的节目莫过于舞蹈《千手观音》，圣洁高雅的舞姿，悠扬婉转的音乐，震撼和净化了每一位观众的心灵。观众掌声雷动，但这些演员听不到，因为创造这一奇迹的是21位聋哑演员，在举国欢庆的欢呼声、爆竹声、歌声和笑声里，他们却处于安静的世界里，尤其让人惋惜。据了解，《千手观音》演员平均年龄只有18岁，3位是先天性耳聋，其余18位是因服用糖苷类药物而诱发的药物中毒性耳聋。其实，他们的悲剧本可以避免，如果药物性致病基因检测能够早一些普及，他们和很多人的世界就会如同我们的一样精彩。

▶ 小窗口

引起耳聋的因素很多，以遗传性耳聋和药物性耳聋最为常见，且这两者都与基因突变有关。遗传性耳聋为常染色体隐性遗传类疾病，新生儿遗传了父母一方或双方的耳聋基因诱发先天性耳聋。先天性耳聋可以通过新生儿耳聋基因筛查手段进行第一时间干预治疗，让他们重回有声的世界。药物性耳聋患者是由于体内含有致聋基因，当用错药物时才会引发耳聋。

如果在用药前对药物性致病基因进行检测，根据检测结果在检测报告上标注哪些药物要禁用或慎用。在看病时，多了此项报告，患者便可以更快地得到有效的治疗药物处方，从而避免悲剧发生。

药物性致病基因检测属于药物基因组学范畴，药物基因组学是研究基因组或基因变异影响药物在人体内吸收、代谢、疗效及不良反应的现象及其机制，从而指导合理用药和新药开发的一门新学科。药物基因组学的研究不同于一般的基因学研究，虽然都是以基因为切入点，但药物基因组学是关注已发现的突变基因对不同药物药效的影响，或发现影响药理药效的基因。

通俗地说，药物基因组学是研究 DNA 如何影响药物反应的一门科学。由于基因突变会导致蛋白质的氨基酸序列发生改变，影响蛋白质的功能，而蛋白质的改变会影响药物的吸收，进而影响药效。举一个常见例子：别嘌呤醇是治疗痛风的常用药，使用不当会引起皮肤的严重不良反应。通过变异基因检测，发现用药后产生不良反应的患者均携带有

▶ **小窗口**

- 基因、氨基酸和蛋白质的关系。DNA 是人类的遗传物质，基因是 DNA 上的片段，可以决定氨基酸的种类，氨基酸是蛋白质的组成单位，它按不同的顺序和构型组成不同的蛋白质，DNA 经过转录翻译后，通过细胞器装配形成具有功能的蛋白质。

- 编码基因和非编码基因的突变都可以影响药效。编码基因具有编码蛋白质的能力，非编码基因不具有编码蛋白质的能力，而基因的正常表达离不开调控元件的参与，非编码基因在调控基因表达的过程中发挥着重要的作用，某些调控元件的异常也会导致相应基因编码区的基因突变。

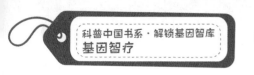

HLA-B*5801 变异基因，这就让使用别嘌呤醇的治疗和用药更加精确和安全，也让治疗前对患者是否携带 *HLA-B*5801* 变异基因的检测变得更为重要。

然而，在实际治疗中，在众多选项中找到可以发挥最佳效应的药物却不是那么简单，有时我们只能猜到开头，却未必猜得到结尾。药物一旦进入人体，其效用根据基因类型的不同会出现 4 种情况：可治愈疾病，并无毒副作用；不仅无效，还产生严重的毒副作用；有效，但出现了轻微的不良反应；无效，亦无毒副作用。要想做到"药到病除"，避免出现药物中毒性耳聋等严重不良反应，就要充分发挥药物基因组学的作用。前文讲过，同型异治的病例是由于基因型不同引发的。而传统药效学（如血药浓度等指标）并不能显示不同药物在机体中引发的不同反应，这时就需要利用药物基因检测技术对不同的基因突变类型进行检测，评估是哪些位点的突变导致药物结合蛋白功能发生改变，进而有针对性地避免不同基因型导致的药物性中毒。有数据表明，在影响药效的因素中，基因占到了 15%~30%，其中个别药物受基因影响的概率高达 95%。如利用奥美拉唑治疗胃十二指肠溃疡时发现，基因型为 *CYP2C19 PMs* 患者的治愈率高达 100%，而基因型为 *CYP2C129 EMs* 的患者治疗效果明显下降，其中杂合子基因突变型患者的治愈率为 60%，纯合子治愈率仅为 20%。根据个体基因、年龄和病理等差异安全准确地用药，制定个性化的治疗方案，才能达到一针"治病"，而非一针"致命"的效果！

除减少及避免不良反应外，药物基因组学还有如下优点：①根据基因的差异"量体裁衣"，制定个性化医药方案，实现精准用药、精准医疗。比如选用合适的"基因处方"药物及剂量，充分提高药物的有效性。随着测序技术的发展和大数据时代的到来，药物基因组学将成为精准医疗的重要环节和实现个性化医疗的助推器。②指导新药研发。新型突变基因将会提供新的药物靶点，为新药研发及提高药效等提供新思路。③对上市后的药物再评价，避免一些药物被无辜淘汰。曾经某种具有抗凝作用的药物是治疗血栓性疾病的术后常用药物，但是在上市后的临床应用中，发生多次按照平均推荐剂量使用却出现严重药物不良反应（致命性出血）的状况。后来，专家对大量的患者进行基因检测，发现不同的个体需要不同剂量的药品，根据这些患者体内发生突变的基因，有针对性地调整了用药剂量后，用药安全性得到大大提升。无论是患者，还是药物研发者，抑或是临床专家，他们都希望看到的是药品能够完成各项评估后顺利上市，并且在临床应用中能最大限度地缓解患者的疾病，药物基因组学为我们开拓了三方俱赢的局面。

古往今来，人类一直期望拥有一种可以预知疾病的方法，在疾病发生之前就能进行控制和防范。如今，基因检测实现了这个梦想。随着大数据时代的开启，各种服务的"私人订制"无处不在，医疗服务的"私人订制"——基于药物基因组学的"个体化治疗"当然也将成为我们今后就医的首选。相信在不久的将来，随着基因检测技术的发展、国家"精准医学计划"的不断推进，以及该领域法律法规的出台和管理规范的制定，药物基因组学可以在提高国民的健康水平中发挥更好的作用，真正造福人类！

第六节
罕见病基因检测——开往
康复之春的列车

2014 年的夏天，与天气一样火热的是一项由美国波士顿学院前棒球选手发起的 ALS 冰桶挑战（IceBucket Challenge），一经兴起便风靡全球。ALS 冰桶挑战赛简称冰桶挑战赛或冰桶挑战，要求参与者在网络上发

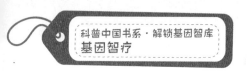

布自己被冰水浇遍全身的视频，之后该参与者便可以邀请其他人一起来参与这一活动，形成接力；不参加挑战的则需捐款100美元用于一种肌萎缩性脊髓侧索硬化症的治疗。社交网络的普及使冰桶挑战开始了暴发式增长，而冰桶在为夏天带来酷爽的同时也让更多人知道了"渐冻人"以及那种被称为肌萎缩性脊髓侧索硬化症的罕见病。

罕见病是指发病率极低的疾病，因此它不是一种疾病而是很多疾病的统称。当前，世界各国根据自己国家的具体情况，对罕见病的认定标准也

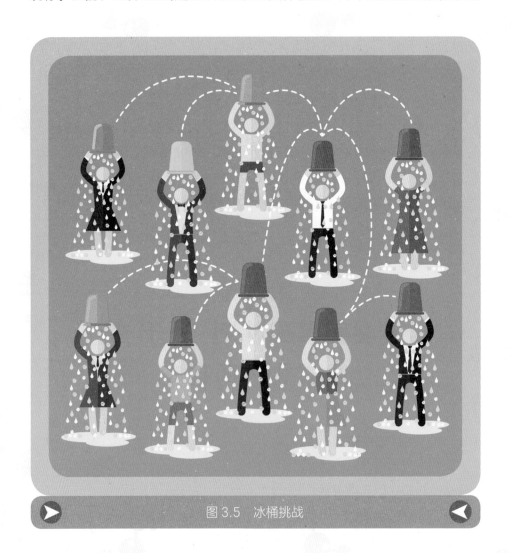

图 3.5　冰桶挑战

存在一定的差异。比如让人"不食人间烟火"的苯丙酮尿症，还有让患者被称为"月亮孩子"的白化病，这些都可以归为罕见病。然而这些能够进入大众视野的罕见病，在国际公认的近7000多种已知罕见病中仅仅是冰山一角。长久以来，更多的罕见病症都处于医学研究的荒漠地带，未能引起临床医生的足够重视，以至于被称为"孤儿病"。

由于中国人口基数大，中国的罕见病患者其实并不罕见，但罕见病具有单病种人群发病率低、病例分散等特点，导致即便有如此庞大的患者群体，诊断数量和诊断水平总体却并不高。而且，由于罕见病本身的异质性，其流行病学数据缺失，临床诊断很容易造成漏诊、误诊。不过，随着生物医学的发展以及国家对罕见病的日益重视，还有不断出现的新技术作为辅助，罕见病诊断艰难的现状有希望得到改善。

结合我们之前讲过的内容，大家已经熟知基因检测的重要性。罕见病的治疗也同样可以利用这一有力手段，利用基因诊断技术对疾病的相关基因进行合理解读，依据指导性的分析结果进行疾病评估、指导临床用药以及药物研发，罕见病患者见到曙光就会越来越快。

人的一生变幻无常，即便是天生的基因，也不是一成不变的，它们随时都有突变的可能，并随着人类的繁衍代代相传。遗传性或自身性基因突变很可能让人患上某类疾病，此时如果能通过基因检测手段，提前了解自身的"健康密码"，则可以防患于未然。然而，在1990年正式启动人类基因组计划之前，我们除对个别罕见病的信息有所掌握外，对其他病症的了解则少之又少。但随着基因检测技术的迅猛发展，科学家终于可以开始深入探索，一些曾世代相传的罕见病致病基因被逐步发现和解析。目前约80%的罕见病是由基因缺陷引起的，且多发于儿童。通过在婚前、孕期进行基因检测，有助于预防罕见病的发生，对新生儿和发病患者的针对性基因检测有助于干预和治疗罕见病。从研究意义上来说，对不同罕见病进行基因测序能给医学研究和药物研发提供更多的信息。能防又能治，基因检测的意义就在于此吧！

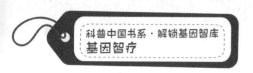
在人类与罕见病的漫长斗争史中，不乏很多精彩的成功案例，比如犹太人通过大规模的产前筛查手段，有效地"歼灭"过一种名为黑蒙性家族痴呆症（Tay-Sachs Disease，TSD）的遗传性神经系统罕见病。作为一种遗传性疾病，黑蒙性家族痴呆症曾在几百年的时间里困扰着犹太人种族，患有此类疾病的新生儿由于发育迟缓，会出现失明、各器官衰竭等现象，甚至在出生 4 个月左右死亡，大多数新生儿活不到 4 岁。而产前筛查驱散了这一疾病的魔影，2003 年以后，患有黑蒙性家族痴呆症的犹太新生儿几乎降至 0。在这场没有硝烟的经典战役中，基因筛查成了有效的预防疾病的利器。

对于一些致病基因已经明确的基因遗传病，基因测序是确诊此类疾病的重要手段。我们在之前的篇章介绍过通过新生儿基因检测或遗传代谢检测技术，可有效预防及针对性治疗常见的罕见类疾病，如苯丙酮尿症或先天性甲状腺功能减低症等。同样，通过对两类发病率较高的肾病罕见病即先天性肾病综合征（Congenital Nephrotic Syndrome，CNS）和遗传性肾炎（Alport Syndrome，AS）进行基因测序，发现了其病因也是基因突变。其中遗传性肾炎是 COL4A3-6 单基因突变或 COL4A5 和 COL4A6 双基因突变导致的。研究发现，先天性肾病综合征的相关基因有 8 个，对先天性肾病综合征患者进行基因检测可明确指导临床及时治疗。同样的方法也适用于某些我们并不熟悉的罕见病。如患病率仅为 0.0001%~0.0005% 的遗传性再生障碍性贫血症（Fanconi Anemia，FA），会因多个基因突变或缺失导致疾患儿发育迟缓、骨骼畸形、听力下降、骨髓衰竭等。由此可见，通过基因检测手段，尽早诊断、提前预防、及早治疗非常重要，能有效避免新生儿缺陷。

2015 年，上海市儿童医院检测了数百例罕见病，并确认了百余例。其中，借助高通量测序技术检查出了许多种罕见病，这就是运用基因检测手段获得的显著成效。而且，罕见病基因检测及罕见病临床数据积累有非常重要的意义。首先，很多罕见病是可以治疗的，如苯丙酮尿症患者可以通过特殊饮食、酶学治疗等方法进行治疗。使用罕见病基因检测技术就可以在明确诊断的同时为后续的精准治疗提供依据、奠定基础，大大提高了治疗的效率。其次，中国放开三孩政策后，如果头胎进行过明确的基因检测，对下一胎的针对性检测和治疗就会变得容易和准确。再次，对政府及社会而言，多项数据整合有利于卫生健康政策的制定，可最大限度保护罕见病患儿的利益。最后，大量的数据背后就是此前被忽略的市场需求，对药企而言，能精准定位，依据不同的突变位点进行药物的研发和生产，能带来良好的经济效益和社会效益。

那么，哪些人需要进行基因检测呢？很简单，看遗传病史。由于遗传物质代代相传，如果家族中有遗传病患者，其他家人很有可能携带了导致该遗传病的致病基因，即使该携带者没有发病，也有可能通过生育把致病基因遗传给下一代。因此，我们建议有遗传病家族史、生育过遗传性疾病

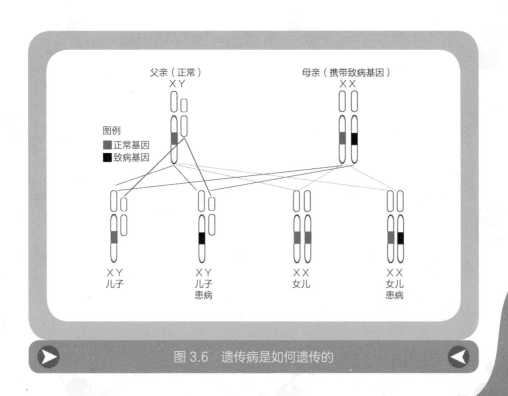

图 3.6　遗传病是如何遗传的

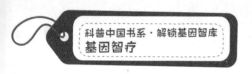

患儿、人群携带率较高的遗传病个体，这三类人群在决定生育时进行基因检测。

　　人们总是说"龙生龙、凤生凤"，仿佛天定就是注定。然而，在科技迅猛发展的当下，"天定""注定"都不如一个"预定"，基因检测预定在手，疾病痛苦何愁不成过眼云烟。虽然罕见病患者得到及时、准确的诊断仍有很长的路要走，但随着我们国家对罕见病的政策扶持力度逐渐加大，罕见病患者的春天即将来临，那开往春天的列车，已经飞驰在路上了！

第四章
疾病治疗界的
新式武器——基因工程药物

生活中的药物按照来源分为三类：天然药物、化学药物和生物药物。近年来，生物药物的研发屡屡取得进展，在预防和治疗重大疾病方面发挥了至关重要的作用。在这之中，基因工程药物因其前景光明且应用广泛，尤其受到重视。

基因工程药物是以基因组学研究中发现的功能性基因或基因的产物为起始材料，通过生物学、分子生物学、生物化学和生物工程等相应技术制成，并以相应分析技术控制中间产物和成品质量的生物活性物质产品。

目前，全球已有 140 多种基因工程药物被批准上市，还有 4000 多种处于研究或临床试验阶段。干扰素、白介素、重组多肽类及蛋白质等都是很重要、很常见的基因工程药物。这其中最令人耳熟能详的，就是胰岛素。

基因工程药物疗效好，副作用小，应用范围广，已经成为世界各国投资研究开发的热点领域。

在这几十年的发展中，哪些基因工程药物已经走到我们身边了呢？

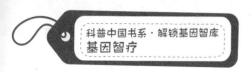

第一节

有"糖"勿慌——重组人胰岛素燃起治愈糖尿病的希望

健康和快乐本就是相辅相成的，病无扰则人无忧——哪怕是"甜蜜"的病。糖尿病是一种困扰人类多年的疾病，中西方的古籍中都有关于糖尿病的记载：在我国，成书于战国至秦汉时期的《黄帝内经》中，就有"消渴症"（糖尿病）的相关记录；在西方，古埃及也有症状为多尿的疾病记载，其描述和糖尿病的表现极为相似。时至今日，糖尿病患者数量仍在增长，根据 2021 年第十版糖尿病地图显示，全球成人患糖尿病人数达到了 5.37 亿，平均 13 人中就有 1 人患有糖尿病，并且预计患病人数仍会不断增加，糖尿病已经成为我国乃至全世界最为严重的公共卫生问题之一。从某种意义上来说，无论是中医还是西医，在相当长的一段时间内都没有发现对糖尿病有效的药物，直至 20 世纪，胰岛素的发现和应用，才为糖尿病患者带来了福音。

糖尿病的致病原因错综复杂，但归根到底最重要的有两点：基因和饮食。首先是基因，人类的基因不仅决定着"我是谁""我像谁"，还能提前为人类预订"疾病套餐"，且不接受退订。从已有的研究可知，糖尿病与一些特定的基因直接相关，并且一些不直接相关基因对个人体质的影响也会对诱发糖尿病起至关重要的作用。一个人平时摄入食物量的多少、对摄入食物种类的偏好、代谢速率的快慢等，其实都潜在地受到基因的调控，其余如免疫系统的差异和胰岛细胞的健康程度，也都与基因息息相关，而这些盘根错节的复杂影响最终成了与糖尿病的因果循环。饮食结构和习惯则会起到推波助澜的作用，现代社会很多国家和地区粮食供应充足甚至过剩，高热量的饮食使得人们的能量摄入远远大于身体的需求，其中大量含糖食物在体内消化、吸收、储存和转化的过程都需要胰岛素的参与。胰岛 β 细胞被迫持续工作，常年无休，超负荷的运转最终使其功能瘫痪，难以维系胰岛素的足量合成，最终导致人患上糖尿病。

根据成因和症状的不同，糖尿病被分为多种类型，我们最常听说的有 1 型和 2 型，还有近些年开始被重视的妊娠期糖尿病和继发性糖尿病等。其中 1 型糖尿病的病因是患者自身体内产生了针对胰岛 β 细胞的抗体，破坏了胰岛 β 细胞，使得胰岛素生成减少，导致了胰岛素的绝对缺乏。2 型糖尿病则是由于患者喜食高热量食品和膳食结构不合理，使得胰岛 β 细胞长期高负荷运转，身体持续性受到胰岛素的刺激，逐渐对胰岛素敏感度降低，最终导致了胰岛素抵抗（胰岛素分泌量没有减少，但身体却对这个刺激量迟钝了，不再相应高效地降低血糖，导致了胰岛素相对不足）。而且胰岛 β 细胞会被迫增加胰岛素合成量以满足身体所需，渐渐地动力不足，使胰岛素进一步缺乏，进入恶性循环。

作为一种代谢性疾病，糖尿病的治疗方法其实"说来简单，做却复杂"。"简单"是因为只要明确了病因就可以对症治疗，一些早期发现的糖尿病患者症状较轻，通过调整饮食结构就可以有效地控制病症，甚至不会影响正常生活；而症状较重的患者也可以通过按时按量补充体内的胰岛素来控制血糖，改善生活质量。"复杂"则是其治疗方法的研究历程漫长坎坷，科研人员经过了近百年的探索和研究，才在重症患者控制血糖的胰岛素药物研发方面取得有效进展，为患者带来福音。

胰岛素是由两条肽链组成的蛋白质激素，在基因工程技术诞生之前，只能在动物胰脏中提取再加工成药品。这种动物来源的胰岛素造价昂贵、产量低，还会引起过敏反应，虽然也能缓解重症糖尿病患者病症，但远远

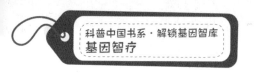
达不到能改善广大患者生活水平的预期。在此期间，一些化学药物被发现可以刺激胰岛 β 细胞加速合成和分泌胰岛素，可用于 2 型糖尿病轻症患者的血糖控制。更加幸运的是基因工程技术的出现和完善，作为第一个基因工程药物——重组人胰岛素在 1982 年上市，商品化的重组人胰岛素过敏反应低、成本低、产量大，给患者带来了巨大的希望。

人胰岛素基因的编码序列共 333 个碱基，翻译后的氨基酸序列最后被剪切为两条肽段：A 链 21 个氨基酸、B 链 30 个氨基酸，这两条链组成了天然的人胰岛素。随着基因工程技术的出现和进步，科学家不仅可以生产出人胰岛素，还可以改变天然胰岛素蛋白质序列中的一些氨基酸，相应产物的特性也随之发生变化。比如 B 链的 28 位脯氨酸换成门冬氨酸，或者 28 位脯氨酸和 29 位赖氨酸位置互换，都可以使得胰岛素起效迅速；A 链 21 位门冬氨酸换成甘氨酸，并在 B 链的 C 端增加两个精氨酸，可以使得胰岛素作用时间大大延长。根据这些性质开发出的不同功效的胰岛素药品，通过单独或联合使用，基本可以满足大多数患者控制血糖的需求，虽然无法真正治愈患者，但是确实能大幅改善患者的生活质量。可以说，基因工程技术在糖尿病控制领域起到了至关重要的作用。

不过，这些药品都只是胰岛素替代物，仍然存在过量或不足量使用导致的风险，而且因为需要患者常年使用，还是很不方便，因此科学家和医疗工作者开始探索进一步控制糖尿病甚至治愈糖尿病的方法。这些研究主要集中在两个方面。一方面是进一步完善胰岛素药物的功效，并开发更加方便的用药方式，使得胰岛素的使用更加简便可控。例如较为成熟的胰岛素泵技术，可以持续控制患者体内的血糖水平，不至于出现较大波动；相较于传统的注射给药，正在研发的口腔喷雾给药、肺部吸入给药和皮肤渗透给药等技术更加便捷，让患者的日常生活更加轻松。同时，纳米技术的进步也使得胰岛素口服制剂研发的成功率大大提高，有望实现通过口服药物控制血糖水平。另一方面则是大力推进基因治疗的研究。近几年，有报道称通过基因疗法可以将胰岛 α 细胞诱导重编程，成为功能性 β 样细胞，实现分泌胰岛素的功能。我国科学家研制出的 1 型糖尿病治疗性 DNA 疫苗，经皮下注射可以修复、保护损伤的胰岛 β 细胞，效果可持续一个月之久。

▶ 小窗口

2019 年年初，美国麻省理工学院（MIT）的一个研究团队开发了一种可以口服的胰岛素胶囊，有望取代 2 型糖尿病患者每天必须使用的注射型胰岛素。

尽管这些研究仍处于探索或临床试验阶段，但我们由此也能看到，通过优化胰岛素药物的性质和给药方式，更加有效和精准地控制糖尿病的目标有望实现，而基因疗法的发展也让糖尿病的治愈不无可能。我们有理由相信，在不久的将来，对糖尿病的治疗将进入一个新的高度，我们将有信心对这侵扰多年的"甜蜜"对手关上门扉——有"糖"勿扰！

第二节
酵母的才艺贡献——合成阿片类药物

酵母，浑身是宝，是守护人类健康的一位神奇小伙伴。

酵母已经与人类有几千年的伙伴关系了。殷商时期（约公元前 1300—约公元前 1046 年）的中国人已经开始享用使用酵母酿造的白酒。

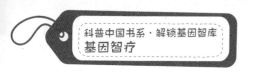

而酵母的真实身影第一次在人类面前出现，是在 1680 年荷兰科学家列文虎克（Antony van Leeuwenhoek）的显微镜下，他当时并没有将酵母当作生物体看待。直至 1857 年，法国科学家路易斯·巴德斯首次发现酿造酒精并非源于简单的化学催化，而是来自酵母体的发酵作用。科技发展日新月异，现在广受欢迎的生物工程技术、基因工程技术等早已离不开酵母，它的价值不言而喻。

在科技发展的影响下，酵母的"技艺"也日渐被开发，食品界早已不能承载它的"洪荒之力"，"跨界"才是主流和王道。酵母已经在更多的行业大展身手，成为人类名副其实的"小助手"。

2015 年，科学家将植物、细菌和啮齿动物的基因转入酵母中，更新换代后的酵母出手不凡，将平凡无奇的糖点化为蒂巴因（Thebaine）。甚至，一些升级后的酵母还可生成氢可酮。

由蒂巴因合成的氢可酮属于类罂粟碱，此前这类物质只能从罂粟中提取和分离。氢可酮作为止痛药能提高患者的痛阈，从而减轻或消除疼痛。所以这些阿片类药物主要用于治疗中到重度疼痛，例如癌痛，它们应用广泛，作用巨大。

一般情况下，一批合规合法止痛药物的上市应用需要一个漫长的过程。当罂粟花开时，澳大利亚、欧洲与其他地方的合法罂粟种植农场就是这个过程的起点。罂粟花从收割、加工，再运到美国的制药厂，提取活性药物分子并提纯为药物，这个过程需要花费超过一年的时间。但现在，科学家通过调整酵母的途径就能够生产更有效、成瘾性更低的阿片类止痛药，而这种方式仅需要 3 天时间，无须担心因天时影响罂粟花的收成，无须烦恼人力耽误原料的运输，更无须因流程过长承担无数的风险和隐患。然而，能够"快捷、高效、低成本"地生产止痛药的喜悦刚下眉头，这种"快捷、高效、低成本"生产的隐忧又上心头。非法制药商可以通过这种简单的方法快捷、高效、低成本地制造毒品。这样的隐患让研究团队决定阻断能直接产生阿片类止痛药的途径，药商得到的只有生产前体蒂巴因的酵母。

在这样的小波折后，这个由斯莫尔克领导的团队继续研究。通过将精确设计的 DNA 片段插入细胞的基因（如酵母），进而将细胞重新编程为可定向生产某一药用化合物的"生产车间"，最终实现化合物的现代化生产流水线。

这里需要隆重介绍一下这项研究工作的一个重要前身，也就是后文中即将提到的利用基因工程酵母来生产抗疟疾的药物青蒿素。传统上，青蒿素来源于黄花蒿，其提取分离方式与罂粟精制阿片类似。随着基于酵母的青蒿素大规模生产成为可能，世界上大约 1/3 的青蒿素供应已转向生物反应器。青蒿素的实验证明了酵母生物合成是可能的，但那仅涉及了添加 6 个基因。如果想要效仿青蒿素来建立氢可酮的细胞装配线的话，必须将 23 种相关基因添加到酵母中，这项工作十分具有挑战性。斯莫尔克说："这是有史以来在酵母中设计的最复杂的化学合成。"

科研团队从其他植物、细菌，甚至老鼠身上发现并精细调整了有关的 DNA 片段。这些基因"装配"给酵母，以产生细胞中可将糖转化为氢可酮所必需的所有酶。"酶可以制造和破坏分子，"团队的成员这样说道，"它们是生物学的动作英雄。"

为了让酵母生产氢可酮的装配线顺利完成，他们的团队必须要将植物药基础科学中缺失的环节填补完整。

我们知道，包括鸦片罂粟在内的许多植物都会产生瑞枯灵 [（S）- reticuline]，这是一种具有药用特性的活性成分的前体分子。在罂粟中，（S）- 赖氨酸天然地被重新配置成（R）- 赖氨酸的变体，这一分子就是让植物产生可以减轻疼痛分子的点睛之笔。

2014 年，斯莫尔克团队就已报告了改造过的酵母可以让蒂巴因转换为吗啡。次年 4 月，文森特·马丁（Vincent Martin）所在的实验室声称，他们已经得到能使中间化合物 R- 赖氨酸向吗啡转化的酵母。不久之后，S- 赖氨酸向 R- 赖氨酸转化的关键酶也已找到。即便有如此多的进展，大

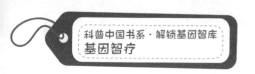

部分人仍旧认为还需要几年时间才可以填补上基础研究中缺失的环节。不过生物反应器的迅速发展使进度加快了许多，斯莫尔克团队已接近完成利用酵母合成阿片类药物的任务。

在后面的研究和实验中，斯莫尔克教授又进行了进一步的调整，即运用微生物来大幅度增加二甲基吗啡的产量。制药公司对此十分感兴趣，他们想利用此技术来制造止痛药品，但需要将酵母的产量增加至少 10 万倍。想达到这一目的并不容易，但可喜的是，马丁教授曾经通过酵母合成技术大幅度增加过青蒿素的产量，因此产量的增加是完全可行的，唯一的问题或许就是速度的问题。斯莫尔克教授还成立了一家公司，希望推动这个领域的快速发展。

除了技术在快速发展，研究人员也在他们发表的科学论文中承认，制造阿片类止痛药的新工艺可能会增加人们对阿片类药物的滥用。他们在文章里提到，"我们希望有一个公开的审议程序，将研究人员和决策者聚集在一起"，"我们需要各种方案来帮助确保药物化合物的生物基生产以最负责任的方式发展"。

斯莫尔克称，在美国已经有很多人大量使用阿片类药物，而这种新工艺的推广可能会使潜在的滥用变为现实。不过，这个担忧可能有些不合时宜，据世界卫生组织估计，全球有 55 亿人很少或根本无法获得止痛药。因此，这种可以极大降低成本的生物技术生产方式，需要被控制滥用，允许其在更需要的地方"发光发热"。

"这是一个重大的里程碑，"合成生物学家延斯·尼尔森（Jens Nielsen）这样说道，"这项工作展示了合成生物学日益精益地将复杂的代谢途径转移到微生物的发展。"

但这仅仅是一个开始，阿片类药物的研发历程和技术应用在未来将能用于制造许多源自植物的药物，让许多困扰人们多年的遗传病、慢性病、传染病和癌症等得到治疗，甚至拥有根治的希望，为人类的健康"保驾护航"。

▶ **小窗口**

除了利用改造过的酵母生产阿片类药物，研究人员还利用改造过的面包酵母以简单的糖类和氨基酸为原料直接合成生物碱类药物——东莨菪碱。如果后续能规模化生产此类治疗神经系统疾病的基本药物，也将为满足患者的药物需求提供坚实的保障。

第三节
让疟疾不再肆虐——抗疟疾药物
青蒿素的规模化生产

要介绍青蒿素，我们首先要从它的对手和宿敌——疟疾谈起。疟疾是一种虫媒传染病，患者一般是因为蚊叮咬后被疟原虫寄居。疟疾与人类可谓是有着"世仇"，早在公元前二三世纪，古罗马作家的作品中就记录过这种周期性的疾病。公元 4 世纪开始，疟疾已经发展成为古希腊的地方病，并且屡屡肆虐。英国的一位书信作家霍勒斯·沃波尔（Horace Walpole），在 1740 年从罗马回到祖国后曾感叹说："有一种叫作 Malaha 的东西，每年夏天都要到罗马来杀人。"如果说有什么能够超越国界、横跨洲际的事物，疾病一定当仁不让。当疟疾横扫欧洲的时候，中国这片大地也没有被它遗忘。三国时诸葛亮南征孟获、清朝乾隆帝进击缅甸都曾因疟疾铩羽而归。

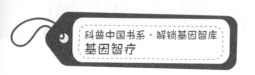
因为难以治疗，死伤惨重，古人甚至认为疟疾是"神"的旨意，是"神"对人类的惩罚。连古罗马作家马尔库斯·图利乌斯·西塞罗（Marcus Tullius Cicero）也不止一次地说到，疟疾这种热病的发生是神的意志。

除了有神论的观点，古希腊和古罗马也有不少人持空气论的观点，这一观点认为疟疾是有毒的空气导致的。这一点从"疟疾"的单词 Malaria 是由"坏"（mala-）和"空气"（-aria）两个词根组成的就可以证明。

由于缺乏正确的科学认知，古人对疟疾大多束手无策，更发明了千奇百怪的疗法，比如把蜘蛛包在黄油里整只吞下去、用鱼的牙齿做护身符。当然，其中也包括历史上曾经害人无数的放血疗法。人只要患上疟疾，基本上必死无疑。所以，疟疾自古以来也几乎等同于生命"收割机"，在无数漫长的世纪里，成为笼罩人们的恐怖阴影。

随着时间的流逝和科技的进步，人类在这场抗疟战役中逐渐拥有了反击之力。《黄帝内经·素问》中就有通过针灸来治疗疟疾的记录。东晋的炼丹达人葛洪曾经写过一本实用的古代"急救手册"，名叫《肘后方》，此书中收录了"青蒿方"以治疟。除此之外，我国古代中医学经典著作《金匮要略》《千金方》《外台秘要》等书中均记载有疗疟法。而国外直到 1630 年，一个西班牙传教士在秘鲁的一个印第安部落传教时，才发现了能治疟疾的金鸡纳树。1820 年，法国的科学家从金鸡纳树皮中分离出治疗疟疾的有效成分奎宁。1944 年，美国科学家首次成功地人工合成奎宁。此后，科学家对抗疟药不断改进，形成以奎宁等为代表的芳香杂环化合物，以氯喹等为代表的 4- 氨基喹啉类，以及以阿莫地喹等为代表的杂环氨酚类抗疟药。

然而，利用奎宁并没有让人们将疟疾歼而胜之，患者服用奎宁后，很容易出现腹泻、哮喘、耳鸣、急性溶血等不良反应。20 世纪 60 年代时，疟原虫对奎宁类药物产生的抗药性更是让全世界 2 亿多疟疾患者面临无药可治的局面，死亡率急剧上升。

不过，阴霾终将被驱散，请记住一个名字：屠呦呦。这个名字已经被历史铭记，也将在未来的很多年里鼓舞很多人，挽救很多人。1972年，来自中国的科学家屠呦呦及其团队发现了青蒿素，并研制出一种全新的抗疟新药。青蒿素是一种与过去所有抗疟疾药物作用方式完全不同的新结构类型药物，是所有抗疟药物中起效最快、疗效最好、毒性较低的化合物，一经发现即得到国内外有关方面的高度重视。世界卫生组织向疟疾患者推荐的治疗方法就是以青蒿素类药物为基础的，这种治疗方式从死神手中挽救了数百万人。

青蒿素的发现，为全人类找到了对抗疟疾的新武器。据估计，2010—2017年，各国共采购超过27亿次以青蒿素为基础的复方药物疗程。长久以来，备受疟疾"死亡缠绕"的非洲大陆，因青蒿素而获得了希望。

如此大的需求量，使得青蒿素抗疟药自上市以来一直处于供不应求的状态。上海交通大学张万斌教授说："每年青蒿素的国际市场使用量在180吨左右，但是有很多需要的人根本得不到这个药。"为什么？

首先是原料获取的困难。青蒿素的生产主要依靠植物提取，且来源地基本为中国。黄花蒿作为青蒿素的生产原料，广泛分布于我国各省（区、市），但黄花蒿中的青蒿素含量因黄花蒿的种植地域不同而差异较大。比如重庆、湖南、贵州的武陵山区种出的黄花蒿，叶片里的青蒿素含量相对更高，而重庆酉阳则是全球高含量青蒿素的富集区，平均青蒿素含量高达1%，是世界上最主要的青蒿生产基地，享有"世界青蒿之乡"的美誉。

但是，这种完全依赖植物提取药物的生产方式，不仅给中国带来了巨大的原料供应压力，也使青蒿素的市场稳定性较差。如果依据市场规律来调整，黄花蒿的种植呈现出驱"利"情势，黄花蒿价高，则越来越多的农民种植，青蒿素供应量上升，导致价格开始下跌；而当农民开始转向种植利润率更高的其他作物时，黄花蒿的供应量暴跌，价格也再次飙升。如果疟疾大暴发，很可能会出现供应不及时的情况，从而影响药物的生产。根据国际药品采购机制的预测，随着援助机构向以青蒿素为基础的联合疗法

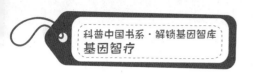

分配了更多资金，青蒿素的需求量从 2017 年的 176 吨增加到 2021 年的 218 吨。由于对青蒿素的需求及成本控制的诉求居高不下，人工合成青蒿素的竞争战早已打响。

早在 2002 年，就有科学家通过生物技术来解决青蒿素的供应及价格问题。研究人员将来自青蒿的基因转入大肠杆菌，并通过基因重组和其他技术手段，使青蒿素前体分子——紫穗槐二烯在大肠杆菌中的合成能力大幅度提高。2004 年，比尔和梅琳达·盖茨基金会资助研发一种能够合成青蒿素的人工改造酵母，赛诺菲最终将这一过程商业化。而赛诺菲也在 2014 年就开始出售通过基因工程合成酵母制成的抗疟疾药物。这种酵母在一个大桶中发酵，用于生产一种可转化成青蒿素的化学物质，使其用于有效的疟疾疗法——基于青蒿素的合成疗法（ACT）。该公司在同年表示，这一技术有望满足全球约 1/3 的需求。但因为这一方法比黄花蒿植物提取方法成本高，所以其仅能对植物提取进行补充，而不能取代植物提取方法。

还有许多科学家在努力破解人工高效合成青蒿素，进而规模化生产这一难题。他们并非从植物中直接提取，而是从发酵产物青蒿酸开始化学合成青蒿素，经过两步反应，最后通过光化学反应这一工艺最后合成。若合成转化率能达到设计的目标，生产青蒿素的预计成本会比植物提取低不少。目前，这一项目还处于工艺优化阶段，但他们仍将不断地优化工艺，以确保产品质量符合世界卫生组织的标准。

我们相信，随着科学家不断努力，实现人工合成的青蒿素规模化生产，进而使青蒿素低成本稳定供应这一目标的实现将近在眼前，让人们能够得到公平和有效的治疗药物和预防药物，让疟疾不再肆虐，这样的未来不是梦！

植物防疫卫士——烟草里生
产抗疟疾药物青蒿素

第四节
按下试管婴儿的启动键——重组人促卵泡激素

生命的延续既是人类种族延续的基础，也是人们的情感归属。中国古语有云："不孝有三，无后为大。"是否拥有孩子甚至可以成为家庭悲喜的分水岭，许多家庭为了要一个孩子奔行千里，有时散尽家财却也不可得。直到1978年，试管婴儿技术发展成熟，世界第一例试管婴儿——路易斯·布朗（Louis Brown）诞生，才为无数渴望孩子的家庭带来了新的曙光。

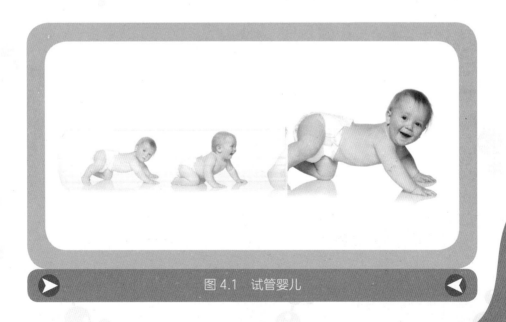

图 4.1　试管婴儿

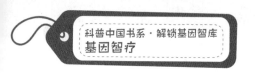

　　试管婴儿是什么？这其实是"体外受精－胚胎移植"的俗称。正常的受孕是"体内受孕"，精子和卵子在输卵管相遇，二者结合，形成受精卵，然后受精卵回到子宫腔，开始妊娠过程。而试管婴儿是从卵巢内取出几个卵子，在实验室里让其与男方的精子结合，形成胚胎，然后转移胚胎到子宫内，使之在妈妈的子宫内着床、妊娠。得名试管婴儿就是因为在这个"孕"程中，实验室的试管代替了输卵管的功能，而并非是让婴儿从试管里出生。虽然如此，试管婴儿这个名称还是因为新颖和形象广为传播。

　　尽管现在试管婴儿已经是很多不孕家庭的不二选择，但还是有不少人对试管婴儿缺乏了解，尤其是他（她）的"诞生"过程。的确，试管婴儿的诞生是一件非常不容易的事情，需要经历一系列复杂的过程：①促排卵治疗；②取卵；③体外受精；④胚胎移植；⑤黄体支持；⑥妊娠的确定。每一个步骤都很关键，不可或缺，任意一个步骤出现问题都会导致失败，而第一步促排卵治疗更是重中之重。

　　为什么最先进行的是促排卵治疗呢？这是因为并非每个卵子都能和精子结合成为受精卵，而就算成功受精，受精卵也不一定有能力发育为胚胎，因此，要从女性体内获得多个卵子，才能保证有可以移植的胚胎。但通常情况下，即使女性在自然月经周期中每次都有多个卵泡发育，但最终至多只能有一个发育成熟，其余的会在不同阶段闭锁凋亡。要想获得多个卵泡，就需要女性接受促排卵治疗，这一治疗过程简单地说就是通过促排卵药物，促进多个卵泡同时发育和成熟，得到较多的胚胎以供移植，增加妊娠机会。

　　促排卵药物有很多，其中较为常见的一类是促卵泡激素（Follicle-Stimulating Hormone，FSH）。这种激素是由脑垂体合成并分泌的一种糖蛋白，可以促进卵泡的发育和成熟。

　　市面上琳琅满目的促卵泡激素药物除了厂家不同，彼此之间最大的区别就是来源。当前来源主要有两种：尿源制剂和基因重组制剂。

看到这里，你可能满是疑问了，尿源制剂，这是一种来源于尿的制剂吗？这样产生的药物难道不会对人体造成危害吗？你还真错怪它了，为"名"所累，尿源制剂真的有些冤枉了！

早在 20 世纪初期，科学家就发现了尿源性促卵泡激素（uFSH）可以治疗不孕症。因此，从 20 世纪 30 年代起，尿源性促卵泡激素就开始作为一种促排卵药物应用于临床。尿源性促卵泡激素提取于绝经妇女的尿液，经过一系列的纯化和过滤，最终被提纯成药物。生产一支纯的尿源性促卵泡激素需要 6~9 升尿液。尽管如此，尿源性促卵泡激素仍然不可避免地含有杂质，最终的临床效果并不尽如人意。

随着 DNA 双螺旋模型的建立、64 个遗传密码的破译以及 DNA 限制性内切酶的发现等一系列生命科学领域的重大问题的突破，20 世纪 70 年代初，一门崭新的生物技术科学——基因工程诞生了。这项技术的出现，为许多药物如胰岛素的生产带来了希望，促排卵药物也不例外。

1988 年，世界上第一个用于临床的重组人促卵泡激素（rFSH）研制成功。1995 年，可刺激卵泡发育的药物上市，并成为试管婴儿出生必不可少的"营养品"（添加剂）。重组人促卵泡激素从上市开始，就成了医生在临床应用时的主要选择。医生的选择自然有道理，这一重组药物是现代科技的产物，运用了基因重组技术，经过稳定的细胞培养、扩增和纯化，制备出纯度大于 99% 的制剂。先进的生产工艺不仅保证了重组人促卵泡激素的高纯度和稳定性，更能大规模批量生产，满足医疗需求。

与尿源性促卵泡激素相比，重组人促卵泡激素进行促排卵治疗时，患者所需使用药物更少，还能获得更多的卵母细胞和可利用胚胎，这表明重组人促卵泡激素的生物效能更高、更稳定。对于做试管婴儿的准妈妈来说，这就意味着更大的怀孕机会；对无数的不孕家庭来说，这更是带来新生的希望。

世界上美丽的事物有很多，比如清晨的第一缕阳光，比如春天的第一阵清风，比如试管婴儿降生后的第一个笑容！

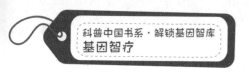

第五节
让长高无烦恼——神奇的重组
人生长激素

即便你从来不看足球赛，也一定听过梅西这个名字。这位获得过金球奖、世界足球先生、欧洲金靴等数不胜数荣誉的阿根廷的著名足球运动员，以当之无愧的成就和战绩在足坛"封神"，被誉为 21 世纪的"球王"。但你恐怕没有想到，"球王"的成长之路并非坦途，甚至差点毁于一旦。梅西出生于 1987 年，5 岁就开始在当地的少年队踢球，7 岁进入了纽维尔老男孩足球学校。但在 11 岁那年，罗萨里奥的一名医生发现他体内的生长激素（Growth Hormone，GH）分泌出现了问题，这导致他生长发育迟缓，让他看起来就像个 8 岁的孩子。当时，医生预测他最终的身高只有 150 厘米左右。这对于一名足球少年简直是致命的噩耗，这意味着他在视若生命的足球事业里将不再有未来。

不过梅西是幸运的，我们见证了他后来的光芒。他的幸运得益于医学的发展，基因技术让梅西重焕新生，让他从几乎已被定格的 150 厘米长到了 170 厘米。经诊疗得知，导致梅西身材矮小的原因是脑垂体分泌的生长激素不足，所以通过补充生长激素后，他停滞不前的身高如获新生，有了奇迹般的增长。后来，在接受美国电视台采访时，梅西回忆说："我每天晚上在大腿上注射生长激素一次，从 12 岁开始就这样。"

正是因为接受了生长激素治疗，他才有机会成为足坛巨星。而更幸运的是，梅西使用的已经是利用基因技术制造出的生长激素了。毕竟在这之前，生长激素疗法曾经误入歧途。

早在 1920 年，科学家就知道生长激素的存在了。生长激素是由脑垂体分泌的，能促进骨质和蛋白质合成，增加脂肪分解的一种激素。人体一旦缺乏生长激素就会引发发育迟缓，而在骨骺线闭合后，生长就会停滞。生长激素的发现，让当时因生长激素缺乏而患诸如侏儒症的患者萌生了希望：只要补充足够的生长激素，就能继续生长发育、拥有正常的身高。

但在那个年代，科学家对各类激素的研究才刚刚起步。获得和应用这些量小作用大的激素，并不是一件容易的事情。科学家已经有从奶牛和猪身上提取胰岛素用于糖尿病治疗的成功先例，因此他们决定如法炮制，从动物身上获取生长激素。然而事与愿违，通过这种方法获得的生长激素，用在人体上效果并不理想，有时甚至会引起人体排异反应。这也意味着，想要获得适合人类使用的生长激素，还必须得回到人类的身上。

那么，怎样获取人类生长激素呢？科学家将目光投向了尸体。

1956 年，人生长激素成功地从人类尸体的垂体中提出，在当时，这是一个重大的突破，一位缺乏生长激素的儿童成为第一个受益人。在成功案例的鼓励下，越来越多的人类尸体被解剖，以提取其大脑垂体中的生长激素——我们也称之为尸源性生长激素。但尸体数量有限，能获取的生长激素也少得可怜。处理一具尸体的脑下垂体只能获得大约 1 毫克的生长激素，而想治疗一个患者，每天就需要 1 毫克的量。此外，从尸体上获得的生长激素还不能全用于医疗途径，需分一半以供科研所用。当时，只有病情最严重的一小部分患者才可以得到治疗。在生长激素供不应求的情况下，那些得到治疗的患者，宛如时代的宠儿。

好景不长，在几年的尸源性生长激素治疗后，几个使用者被发现患上了克雅氏病，他们的肌肉逐渐萎缩，伴有痴呆，并在几年后死亡，其死因确定为朊病毒感染。研究者推测，那些用于提取人类生长激素的尸体可能本身就含有致病性朊病毒。提取几滴生长激素需要数千具尸体的脑垂体，这一过程更增加了克雅氏病传播的机会。这是一种医源性的污

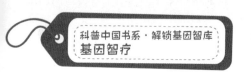
染，一般的消毒灭菌技术根本奈何不了顽固的朊病毒。这样的严重后果迫使美国食品药品监督管理局下令，停止一切提取自尸体脑腺垂体的生长激素应用于人体。

失去来源后，人生长激素的研制回到起点。科学家没有气馁，即便需要选择另外的方向，他们的目标也始终如一。请记住学者李卓皓教授的名字，正是他和与他一起研究的人员为此做出的巨大的努力，才让人类生长激素的研制和发展得以继续推进，并为人们改变自己、改变命运提供了可能和良机。

李卓皓教授是著名脑垂体内分泌生物化学家。在对脑垂体进行多年研究后，他独辟蹊径，于 1966 年确定了人类生长激素的结构，继而在 1971 年开始尝试合成生长激素并很快获得成功，为之后大规模生产生长激素奠定了基础。

在科学家的努力下，人生长激素很快就展现在世人面前。伴随着生物技术的突飞猛进和基因工程的迅速发展，1985 年，基因重组的人生长激素横空出世。简单来说，科学家将合成出的人生长激素的 DNA 片段扩增、克隆，随后插入质粒，然后转入大肠杆菌，基因表达产物经过处理后就可得到人生长激素。最早制造出的人生长激素—— Met-rhGH 由 192 个氨基酸组成的，比天然的人生长激素多一个甲硫氨酸残基。但此类生长激素提取工艺复杂、易污染、纯度低，影响治疗效果，最终被淘汰。随后科学家不断改进重组人生长激素的生产技术，在保证产品安全有效的前提下，尽最大可能降低成本。市面上大部分是用金磊大肠杆菌分泌型基因表达技术合成的生长激素，这种重组人生长激素就具备了安全、有效、低价等特点，最重要的是，这一产品与人体所分泌的生长激素没有任何区别，因此迅速得到推广，占据了全球 95% 以上的市场份额。

1985 年，美国食品药品监督管理局批准了基因重组人生长激素用于生长激素缺乏症的治疗。由于药物安全性高，2003 年，美国食品药品监督管理局又批准该药用于特发性矮小的治疗。现在，适应证已逐渐扩大到 Turner 综合征、肾功能不全和其他因病所致的儿童和青春期矮小症及成人生长激素缺乏症等。基因重组人生长激素为千千万万的患者带去了希望。

第六节
干扰素——SARS 病毒防火墙

对广州这座城市而言，2002—2003 年的冬天是个典型的暖冬，本应该与以往无数个冬天相似，安静平淡地度过。然而一场席卷全国的风暴即将来临，用另外一种"典型"让这个冬天、让这座城市成为"风暴之眼"。

2002 年 11 月 16 日，广东省佛山市，一位患者突然出现发热、头痛等类似感冒的症状，他自己服用了一些感冒药，但身体并没有好转。于是，在家人的陪同下，他去医院检查并接受了治疗。最开始，医生认为他是伤寒病和消化道感染引起的恙虫病，所以开了一些治疗感冒和微生物感染的药物。这些药物并没有让他的身体康复，紧接着他就表现出了严重肺炎的症状，被紧急转送去更好的医院。事情远没有就此结束，照顾他的亲友和接触过的医生、护士竟然也相继出现了相似的症状。

几乎是相同的时间，深圳的一位厨师也表现出了同样的症状：头痛、畏寒和高烧不退。他并不觉得这是什么大病，只是趁此机会回到了河源老家，打算休息一段时间。但病情很快加重，甚至连呼吸都觉得困难，因此他被家人送到了医院接受治疗。医院诊断他患有严重的肺炎，当地医院对此束手无策，他又被转送到了广州军区总医院接受治疗。无独有

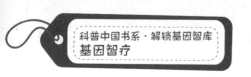

偶，这位患者的家人、为他治疗的医生和照顾他的护士也很快出现了一样的症状。

虽然两位患者的症状相似且都具有感染性，但没有人能想到这是一种传染病暴发的先兆。尽管不能肯定，但这两例相似的病例确实向人们发出了预警。这是一种新型疾病，传染性很强，没有找到针对性的治疗药物和方法。但以当时的医疗条件和环境，没有人察觉，更不必说采取什么措施来预防了。在这新旧年的交替之际，广东有更多的地方出现了相似病例，这意味着，同时有更多的医务人员已被感染。未知引发恐惧，这种不知名的传染病让当地人心惶惶，所有人都在祈祷灾厄不要降临到自己身上。

2003年1月22日，时任广州呼吸疾病研究所所长的钟南山领衔起草了一份《中山市不明原因肺炎调查报告》。这份报告将这一"怪病"命名为"非典型性肺炎"（现在称严重急性呼吸综合征，Severe Acute Respiratory Syndrome，SARS，简称非典），也首次将之定义为病毒性传染病，还提出了对非典的一些预防和诊治的范本。

从2002年11月16日广东佛山出现第一位非典患者开始，短短5个月的时间，疫情迅速扩散和蔓延到东南亚乃至全球，造成了8000人感染，死亡病例接近800人。直到2003年7月，疫情才被控制住，这是21世纪初相当严重的一次传染病，影响巨大。

在非典肆虐期间，面对未知且恐怖的病魔，许多科学家临危受命，毅然投身抗击非典的"战斗"中，军事医学研究院的陈薇少将就是其中之一。陈薇带着团队对SARS病毒展开研究，最后用实验证明了她团队所研制的基因工程ω干扰素对非典的元凶——SARS病毒有抑制作用。在非典期间，有1.4万名医护人员因预防性地使用"重组人干扰素ω"喷鼻剂而免于被感染，这充分证明了重组人干扰素ω的效用。

陈薇接受采访时说，非典暴发那一年她已经对ω干扰素进行了多年的研究，读博时的课题就与ω干扰素有关，在毕业后进入军事医学科学院也未停下研究的脚步。由于对 ω 干扰素有着多年科研积累，在非典蔓延之际，陈薇及其团队才能从容应对。

我猜你一定很想知道，干扰素（Interferon，IFN）是什么？为什么是重组人干扰素 ω 在与非典病毒的战斗中发挥了至关重要的作用呢？在非典期间还有哪些药物在治疗中做出了积极贡献？接下来就来为大家解惑吧。

干扰素是一种蛋白质，具有广谱抗病毒、抗肿瘤和免疫调节的功能，一般分为 I 型、II 型和 III 型，细分种类有 α、β、γ、ω 等。干扰素可以增强人体免疫系统对外来病毒的抵抗能力，提高免疫力；同时阻止病毒基因的表达，进而抑制病毒相关蛋白的合成，这对 RNA、DNA 病毒均有效果。段招军等人利用不同类型的重组人干扰素对抗 SARS 病毒时，发现 IFN-ω 效果最好。此外，ω 型的干扰素较其他类型更为安全稳定。所以最后重组人干扰素 ω "战胜"了其他类型的重组人干扰素，发挥了干扰素对病毒的抑制作用。

除了 IFN-ω，德国科学家当时也发现了一种正在临床试验阶段名为"AG7088"的药物，这种药物本来用于治疗鼻病毒引发的普通感冒，但鼻病毒复制所需的蛋白酶与 SARS 病毒复制所需的蛋白酶结构非常相似，所以 AG7088 经过改良后有望成为对付这种病毒的良药。

抗击病毒，防治重大传染病，曾经、正在，也将永远是人类与自然界的一场博弈。尊重生命、敬畏自然是人类与自然界的共存之道；保护生命，抗防疫情也将永远是人类需要应对的自然挑战。

路仍长，行将远！

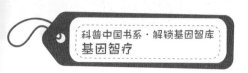
第七节
庞贝病患者的幸运药——α 葡萄糖苷酶

"今晚，有一位杰出的女性与我们相伴，她将激励在场的每一个人……"2017 年 2 月 28 日，在美国国会参众两院联席会议首秀上，时任美国总统唐纳德·特朗普（Donald Trump）这样向在场的所有议员介绍着自己的特别嘉宾—— 20 岁的梅根·克劳利（Megan Crowley），迎接这番话的是如潮的掌声。

梅根·克劳利究竟是谁，竟然让总统和议员纷纷致以敬意？其实，她既非政坛名流，亦非天纵之才，只是一名普通得不能再普通的女生，如果非说有什么特别，那就是她是一位庞贝病患者。

庞贝不只是一座消失的古城，更是一种罕见的疾病。庞贝病是一种溶酶体贮积症，通常以常染色体隐性方式遗传。其成因是第 17 号染色体上编码酸性 α－葡萄糖苷酶的基因发生突变，从而造成体内保证正常肌肉功能所必需的酸性 α－葡萄糖苷酶活性降低或缺失。人的心脏和肌肉细胞都需要利用酸性 α－葡萄糖苷酶将糖原转化为能量，当酸性 α－葡萄糖苷酶缺乏，糖原不能分解而贮积在各种组织的溶酶体内，就会引发人体的肌肉病变、呼吸困难甚至死亡。

梅根是个不幸的小女孩，被诊断患有庞贝病时只有 15 个月大，由于当时并无任何行之有效的治疗方法，弱小的她只能痛苦地坐在轮椅上，随时准备迎接死神。然而祸不单行，没过多久，又传来一个噩耗：梅根刚出生 7 天的弟弟帕特里克未能幸免，也被诊断出患有同样的病。

得知孩子身患绝症，梅根的父亲约翰·克劳利（John Crowley）做出了令人震惊的选择：他放弃当时待遇优厚的工作，创立生物技术公司，期望开发有效的药物治疗他的孩子以及其他庞贝病患者。

针对庞贝病酸性 α-葡萄糖苷酶缺乏的致病原因，约翰提出了一种想法：通过酶替代疗法（Enzyme Replacement Therapy，ERT），用基因工程重组 α-葡萄糖苷酶来替换体内不存在或缺乏的酸性 α-葡萄糖苷酶，改变庞贝病的病程发展，从而实现临床治疗结果。

可想而知，约翰选择的研发之路遍布荆棘。缺乏基本医学背景、外界各种质疑、捉襟见肘的资金、竞争对手的搅局……所有这些都是横亘在约翰面前的拦路虎，然而约翰深知，他别无选择，他还要与死神赛跑，妻子的支持、孩子的期盼、作为父亲的责任感，促使他勇往直前！

经历了无数的波折和艰险，命运女神终于开始垂青。约翰的小公司被全球生物技术巨头看中并一举收购，所研发的庞贝病治疗新药注射用阿糖苷酶 α（美而赞）也获得了临床试验许可。这种药物可以帮助患者改善或维持肌肉功能，稳定呼吸系统，保持较高的生存率，并使庞贝病成为罕见病中极少数拥有有效治疗方法的疾病。

当新药被缓缓地注入梅根姐弟的体内，他们的生命之火重新燃起！当然，除了梅根姐弟，受益者还有其他成千上万名庞贝病患者。

2006 年，美而赞获得美国食品药品监督管理局批准，并于 2010 年 5 月获准被用于 8 岁及以上晚发型庞贝病患者的治疗。2014 年，美国食品药品监督管理局批准扩大这种药的适应证，用于所有年龄段或表型的庞贝病患者的治疗。2017 年 5 月，美而赞通过我国国家药品监督管理局的免Ⅲ期临床试验流程进入中国，从而为我国的庞贝病患者带来希望。然而，世间万物有利有弊，美而赞也有其局限性：酶替代疗法价格昂贵而且无法穿透血脑屏障，不能解决庞贝病中的神经问题。但是恢复神经元或神经细胞中的基因功能又是尤为重要的，因为这影响着肌肉细胞功能和信号传导。

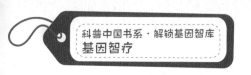
所以，尽管在这个阶段美而赞是唯一获批治疗庞贝病患者的药物，但科学家还不能停下探索的脚步，仍需为攻克庞贝病而努力。

2017 年，针对庞贝病的第二代疗法的 Ⅲ 期临床试验在美国展开。NeoGAA 就是第二代阿糖苷酶 α 替代疗法，这种疗法使肌肉细胞甘露糖受体 6 磷酸（Mannose-6-phosphate，M6P）受体的亲和力增强，随后通过一系列的反应使组织糖原减少。NeoGAA 疗效惊人，同等剂量下可以减少比阿糖苷酶 α 疗法多 5 倍的糖原。

值得称道的是，除了常规的酶替代疗法，基因治疗为"治愈"庞贝病带来了新的希望。科研人员开发出了 SPK-3006 基因疗法，该疗法使用经修饰且安全的腺相关病毒（Adeno-associated Virus，AAV）将正常的基因直接转运并递送至肝细胞。这种方法会导致血液中的酸性 α - 葡萄糖苷酶水平和被改变的酶的免疫反应降低，最终促使肌肉组织中酸性 α - 葡萄糖苷酶的摄取增加，并且减轻症状。基因疗法可以一次性治疗庞贝病，而且能纠正在庞贝病中与肌肉细胞有相同缺陷的神经元。如果患者临床试验成功的话，它将有望取代目前的终身服药的标准疗法。

当然了，还有包括分子伴侣疗法、新型蛋白融合疗法在内的治疗庞贝病的新方法处于不断的临床验证中。未来一定会有更多、更有效的特异性治疗药物或疗法，它们都将是庞贝病患者的幸运之神，为他们缓解痛苦，带来新生！

第五章
遗传缺陷的修补术——基因治疗

疾病一直是影响人类身体健康的一大杀手，面对多种多样的疾病，科学家一直在探索更有效的治疗模式，基因治疗就是其中之一。随着生物技术和基因工程的研究和发展，基因治疗已经能够根据某一疾病的发病机制，在分子水平上进行治疗，为控制甚至治愈那些疑难杂症带来了希望。

基因治疗到底是什么呢？其实就是通过将正常基因导入病变细胞或体细胞，来纠正或补偿基因缺陷或基因表达异常所引起的相关疾病，从而实现源头性治疗。

但科学家在研究基因治疗方法的过程中，既取得过成就，也出现过失误。在未来，基因治疗将更贴近普通医疗，更贴近患者，让一些被疾病剥夺灿烂人生的人能够获得更多幸福。

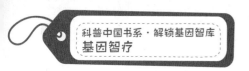
第一节
基因修补术——多种眼病患者的曙光

都说眼睛是心灵的窗户，它帮我们看清脚下的路，帮我们认识世界，它给予我们美好生活的体验。然而，上天犹如开玩笑一般，对有的人永远关闭了这扇窗⋯⋯

2012 年，正在读四年级的小白（化名）感觉自己视力越来越差，看东西时必须离得越来越近，家人以为孩子近视了，带她去医院检查，却被告知不是近视，同济医院最终确诊孩子患的是青少年双盲症。

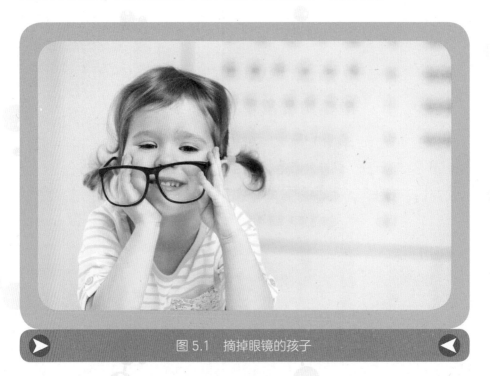

图 5.1　摘掉眼镜的孩子

　　青少年双盲症，是一种由线粒体遗传的视神经病变，主要临床症状是急性或亚急性中枢性视力丧失，在两只眼中同时或连续性发病，通常两眼同时发病，或是一只眼失明不久，另一只也很快失明。患者出生时视力正常，多在 14~21 岁时视力突然急速下降。

　　遗憾的是，从 1871 年这种眼病被发现到 21 世纪初，一直没有什么有效的治疗方式，但科学家没有放弃，相关的研究一直在进行，武汉同济医院开展的基因治疗青少年罕见双盲症的项目研究亦在此列。小白确诊患有青少年双盲症后，就以志愿者的身份加入同济医院研究的项目，并开始接受基因治疗。

　　在基因治疗中，医生向小白眼球的玻璃体腔注射 0.05ml 药物，通过修补，替代病变基因的功能。在随后两年的恢复期中，小白需要隔三岔五地去医院进行复查。每次复查，她的视力都有所好转。时间来到了 2016 年 11 月 18 日，这时她的双眼视力已有 0.8，与最初相比有了非常明显的改善。这意味着小白所接受的基因治疗起到了效果。11 月 21 日，武汉同济医院正式宣布：该院首次成功完成了对青少年双盲症的治疗，而重见光明的小白再次燃起生活的希望，投向光明而灿烂的未来。

　　在这一次的基因治疗中，研究人员研制出一种人工 DNA，用来弥补突变基因缺失的功能，他们将这种人工 DNA 导入病变细胞，其复制并合成所需蛋白质，代替病变基因的作用，让患者的视觉神经获得正常的营养并开始缓慢修复功能。人工 DNA 没有改变患者原有的突变基因，只是代替它们发挥原本应有的作用，所以不会带来新的基因突变问题，但这种治疗方式也无法改变眼病遗传给后代的可能。如何解决遗传问题还需科学家进一步的研究和探索。

　　基因疗法运用于眼科疾病并不止于此，除了罕见的青少年双盲症，还有许多其他的眼科疾病也有赖于基因治疗。

　　在国际著名医学期刊《新英格兰医学》（*The New England Journal of Medicine*）上发表的一项最新研究表明，基因疗法对一种罕见的遗传

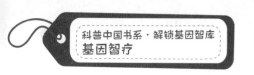

性失明症——无脉络膜症的患者有长达 4 年之久的疗效。此前，这种遗传病是无法医治的。

英国牛津大学的研究人员巧妙利用这种遗传病缓慢的病发过程，将百亿个携带着正常 *CHM* 基因拷贝的无害病毒载体注射到 6 名患者单个眼球的视网膜感光细胞中。利用基因疗法在视网膜还没有受到很大损伤的时候进行介入治疗——用设计出来的正常 DNA 替换患者细胞中的缺陷 DNA，从而修复基因缺陷。

经过 4 年对这 6 名患者的追踪调查，研究人员发现，其中 2 名患者的视力得到明显改善，且疗效持续了 4 年之久，他们未接受注射的另一只眼以及接受低剂量注射的患者，则出现了缓慢或是较明显的视力衰退。

接受这种基因疗法的第一例患者已经 68 岁了，他从 20 岁开始视力就产生了问题。但他幸运地遇到了新的疗法，他说："这次治疗让我变得更加独立。如果没有它，我现在恐怕要拄着白色的盲人拐杖，更多时候会待在家里。"这是这位患者的幸运也将是更多人的幸运。

永久性地恢复遗传性失明患者的视力是一个非常了不起的医学成就。这使人类第一次看到只经过一轮治疗就有望永久性地改变视力的光明前景。基因疗法已经朝着融入患者常规治疗的新时代迈出了重要一步。

相信随着科技的进步，更多的眼病将被攻克，重见光明不再只是梦想，希望每一双眼睛都能成为我们认识和感受美好世界的窗户，帮我们看清前进的路！

▶ **小窗口**

CRISPR 技术有望帮人们恢复视力 细胞中可导致色素性视网膜变性的基因突变会导致视网膜退化，并在十年内导致完全失明，这种基因突变是导致世界各地年轻人失明的主要原因之一。美国科学家使用CRISPR技术修复了来自患者的干细胞（仍然包含导致色素性视网膜变性的突变）中的基因缺陷。这一研究的结果发表在《科学报告》（*Scientific Reports*）杂志上。论文详细介绍了研究人员如何从视网膜色素变性患者的皮肤中提取样本。使用皮肤样本，研究人员在实验室中创造出了用作基因编辑基础的干细胞。CRISPR技术让科学家可以剪切并替换生物体DNA中单独的基因，高效地改写遗传密码。如果将修复后的干细胞转化为健康的视网膜细胞，就可以将它们移植回患者的身体。没有了基因突变，健康的细胞就能让患者重见光明。因为目前CRISPR技术应用于人类面临着巨大的伦理问题，所以本次研究暂时止步于此，但这里所取得的成就表明，未来有望将基因编辑应用于人类疾病治疗。

第二节
拥有两个妈妈的"三亲婴儿"

2016年4月，全球首例"三亲婴儿"在墨西哥出生，这一新闻在国际上引起巨大轰动。"三亲婴儿"，即有三位父母亲的婴儿，比如世界首例"三亲婴儿"就拥有两位母亲和一位父亲。众所周知，自古以来，人类就只有一位生物学父亲和一位生物学母亲，可这个婴儿为什么会同时拥有两位母亲呢？

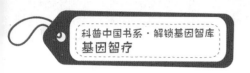

　　原来，这名"三亲婴儿"真正的生物学母亲因身患线粒体疾病而无法生育出健康的婴儿！她的体内线粒体上携带了一种罕见的遗传性神经系统疾病的致病基因——莱氏综合征（Leigh's Disease，LS）的致病基因，这种基因会导致患者在婴儿期或儿童期出现严重且快速的进行性脑病，使患者神经功能不断恶化，具有相当高的致死率。这名母亲以前有过4次流产史，另外2次生下的婴儿也都是因为这种遗传病夭折。一个个孩子的离去，对于一个渴望健康新生命出现的家庭来说无疑是非常沉重的打击。在她的生育之梦即将破灭之际，生物技术为她点燃了新希望！美国华裔医生张进和他的研究团队在这对夫妇身上大胆尝试了一次史无前例的"三亲"育儿技术，目标是通过基因层面的人为改变来彻底解决根源问题，帮助这位母亲孕育出一个完全健康的新生命。最终他成功了——"三亲婴儿"诞生了！

　　大家不禁要问，究竟什么是"三亲"育儿技术？这名"三亲婴儿"与普通婴儿有什么区别？

　　我们知道，人类99.8%的基因来自父母双方，其中一小部分线粒体基因完全来自母方。如果母方的这部分基因中存在缺陷，就会遗传给下一代，导致下一代患病，并且这种遗传性疾病往往难以治愈。不过，随着生物技术的飞速发展，科学家认识到，可以通过借助第三方女性的健康线粒体基因来修补母方基因中的缺陷，从而帮助下一代避免疾病的发生。张进研究团队正是用捐赠者卵子中的健康线粒体替换了这位患有基因缺陷的母亲的线粒体，再通过体外受精，最终获得一个除了拥有父母的基因，还拥有第三个人，也就是捐赠女性的线粒体基因的婴儿。通过细胞核移植的方法，将缺陷卵子中的细胞核移植到去除细胞核的健康卵细胞中，然后再与父本的精子结合成为受精卵，最后发育成正常胎儿。虽然其中捐赠者的基因只占一小部分，但是起到了重要作用。因为这名婴儿同时拥有一位父亲和两位母亲的遗传物质，我们将他称为"三亲婴儿"。

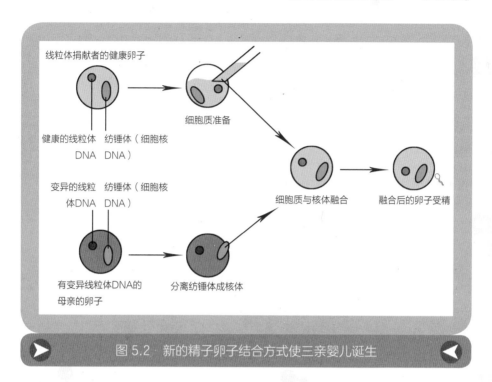

线粒体捐献者的健康卵子

健康的线粒体　纺锤体（细胞核
DNA　　　　DNA）

细胞质准备

变异的线粒
体DNA　　DNA）

纺锤体（细胞核

细胞质与核体融合

融合后的卵子受精

有变异线粒体DNA的
母亲的卵子

分离纺锤体成核体

图 5.2　新的精子卵子结合方式使三亲婴儿诞生

自然界中绝大部分高等生命都是通过父本和母本的结合来孕育下一代的，偶尔也有孤雌生殖的案例，现如今又多了一种类型——"三亲"育儿技术，利用生物技术手段实现"两母一父"共同孕育下一代。这种技术可以帮助那些身患重疾而不能正常怀孕或者不能生育健康宝宝的人孕育健康新生命。在英国，每 6500 个儿童中就有 1 个身患遗传性疾病，每年约有 10 例英国患者希望采用"线粒体替换"疗法，借助第三方 DNA 修复女方受损的基因，避免将心脏、肌肉和大脑的相关疾病遗传给下一代。为此，2015 年 10 月，英国通过立法成为允许培育具有两个基因母亲和一个基因父亲的婴儿的第一个国家。

"三亲"育儿技术虽然增加了一部分"外来"基因，但是并不会改变婴儿的原本外貌及性格，还会让他们拥有更加健康的身体，可以说给很多身患遗传病的夫妇带来了福音，让那些身患遗传疾病的女性能因此

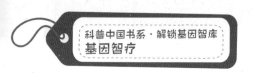

获得更多的生育选择和机会。不过，在伦理方面，这项新技术同时引起了很大争议，比如"三亲婴儿"能否接受自己的"复合"基因？能否认可自己的三位父母亲这种亲缘关系？社会公众对"三亲婴儿"能否接受？反对的声音也一直存在，有的人认为医生的这种做法很不负责任。虽然英国政府已经通过相关法律，允许患有线粒体疾病的夫妻通过"三人体外受精"的方法生育后代，但是，一些专家坚持认为这种方法仍需进行正确的评估，并通过科学的验证才能使用。就像历史上无数次先例，新的技术在造福人类的同时总要承受质疑与压力，这并不是一次难解的对错之争，也许在不久的将来，科学技术的进步就会为我们揭晓答案。

第三节
血友病患者的福音——基因治疗方案带来的"生命护盾"

在英国历史上，维多利亚女王绝对是需要被浓墨重彩记载的一位君王。首先，她在位时间长（64年），开启了女王的长寿传统；其次，她的一次演讲导致（或说加速）了中英鸦片战争的爆发。颇有戏剧性的是，她用联姻的方式将一种疾病传播开去。被称作"欧洲祖母"的她执政期间不遗余力地与欧洲各国王室进行通婚，通过子女孙辈把自己基因中携带的一种基因缺陷性疾病——血友病在欧洲大陆上传播开，一时间血友病甚至被称为"皇家病"。

血友病虽然被镀上了皇室色彩，但终究是疾病。它是一类遗传性基因缺陷疾病，其症状表现为凝血功能障碍性出血、活性凝血酶生成障碍以及凝血时间延长，病症严重者甚至会无外伤"自发性"出血。

凝血因子是一类参与血液凝固过程的蛋白质，目前为止已发现 12 种可以归为主要凝血因子的蛋白：凝血因子 I、II、III、IV、V、VII、VIII、IX、X、XI、XII 和 XIII。如果某个关键凝血因子缺乏，就会导致凝血机制受阻，从而引起血友病。在这个过程中，凝血因子 VIII（Factor VIII，FVIII）是极其关键的一环，编码该因子的基因既重要又脆弱。说它重要，是因为一旦编码的 FVIII 缺失，就会直接引发甲型血友病，也称血友病 A，就是英国皇室的"皇家病"；说它脆弱，则表现在这个基因太大，仅编码蛋白的序列就有 7000 多个核酸，加上内含子和调控序列共计 18.6 万个核酸，成为人体中最大的基因之一，因此该基因序列中的一些突变很容易导致 FVIII 无法被正常编码。加之它定位于 X 染色体上，增加了男性患病的概率，从而使得先天性出血性疾病中血友病 A 的发病比例高达 85%，成为严重影响人们生活的一种病症。

古人云，盈虚有消长。大自然平衡有道在血友病的临床治疗上也可以印证。21 世纪初最有效最直接的治疗手段是替代疗法，也就是缺什么补什么，将所缺乏的凝血因子提高到可以止血的水平，用以保障患者的正常生活。例如血友病 A 患者，需要定期补充 FVIII，人血液 FVIII 浓缩物和重组 FVIII 浓缩物都先后在临床中用作替代疗法制剂。

其实，凝血因子在人体内是种非常高效的物质，血友病患者的治疗目标并非将所缺乏的凝血因子补充至普通人水平，而是补至正常水平的 50% 左右甚至更低即可。当血友病 A 患者体内 FVIII 补充至正常水平的 10%~15%，甚至只要高于正常水平的 5% 即可维持基本生活状态；补充至正常水平的 25%~30%，则可保证正常生活状态；补充至正常水平的 40%~50%，就可以接受临床手术了。因此，患者平时补充凝血因子时可以根据实际需要来确定。不过，即使患者对凝血因子的需求量远远没有我们想象的那么多，凝血因子类的药物仍是供不应求的，并且由于其存在一

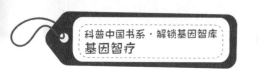

定的免疫原性等不足之处，使得血友病患者的治疗之路并不那么一帆风顺。

随着基因治疗研究的再度兴起，血友病这种典型的单基因缺陷遗传疾病的基因疗法的研究也重新展开。

近年来，已经有几种遗传疾病的基因治疗方法通过认证并上市，但是血友病 A 的基因治疗研究阻力较大，主要是由于 FVIII 基因太大。目前成熟的腺相关病毒 AAV 载体（一种最安全的用于向人体内呈递基因的工具）的基因容量是大约 4500 个核酸，远远低于 FVIII 基因 7000 多个核酸的大小，更何况还要加上启动子等序列，因此，科学家经过无数次实验，先后尝试了各种方法来攻克这个难题。皇天不负有心人，科学家终于找到了一种目前的科技水平能达到的最合适的方法：通过对基因的删减、活性对比，最终将全长的基因序列压缩到可以用 AAV 进行包装和运载的长度，同时还最大限度地保留了 FVIII 应有的活性，这样，就可以利用重组 AAV 病毒载体的外壳包裹截短的 FVIII 基因，从而进行基因治疗。由于运载进入的 FVIII 基因是游离在细胞质中的，只能存在一段时间，随后就会随着代谢而丢失。因此，需要定期注射重组病毒制剂来维持治疗效果。关于血友病的治疗研究进展一直备受关注，并且已有研发出的药物效果显著，被授予了突破性药物和优先药物资格。纵观这些进展，我们完全有理由相信，在与血友病斗争的道路上，人类即将迈进一大步。

当然，随着科学家对基因研究的深入，基因编辑技术的快速发展也为血友病 A 的基因治疗提供了另一条解决方案——修复患者自身的 FVIII 基因。FVIII 基因突变造成的基因缺陷，可以通过基因编辑的方法修复，而 FVIII 基因异位等难以修复的缺陷，则可以通过将正常 FVIII 基因插入患者细胞中进行表达的方法来进行治疗，这些基因编辑治疗方案与病毒载体呈递基因的瞬时表达治疗方案相比，最大的优点是可以一劳永逸，而最大的缺点是操作困难和治疗安全性问题，尤其是在 FVIII 基因如此庞大的情况下，基因操作更加困难。

但终归，基因治疗依然是单基因缺陷遗传病最好的治疗方案之一。对于血友病患者来说，基因治疗带来的无疑是一面强力的"生命护盾"，能有效保障生命健康，提高生活质量。随着科技的快速进步，我们对于血友病的认识会越来越深入，有针对性开发的治疗方案也越来越有效。相信在不久的将来，"生命护盾"行动可以真正护卫生命，创造美好明天！

▶ 小窗口

　　采用截短的 *FVIII* 基因是科学家的一种妥协，因为它仍然存在一定的风险：表达出的蛋白并非人体内天然存在的 FVIII 序列和结构，这样的差异有可能使得它被人体免疫系统识别，进而导致患者对这种治疗方法不耐受。不过，还没有明显的证据证实科学家的这一担忧。相信这样的问题会随着科技的进步最终被攻克。

▶ 小窗口

　　腺相关病毒是 21 世纪头 20 年被公认的最安全的基因治疗用呈递载体之一。基因呈递效率高，包装技术较为成熟，但是其应用也存在一定问题，一些人体本身感染过天然的腺相关病毒，体内很可能存在相应的抗体，再使用相同的腺相关病毒载体呈递就会失效。不过腺相关病毒有很多种分型，可以通过交叉型来解决这一问题。另外，腺相关病毒的生产成本是制约其应用的另一个因素，目前的成本并不是普通家庭所能承受的，科学家也正在积极寻找降低生产成本的新方法，争取让基于腺相关病毒的基因治疗方法惠及普罗大众。

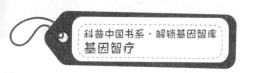
▶ **小窗口**

凝血因子 IX 是另一种关键的凝血因子，*FIX* 基因的缺陷会导致血友病 B，其患者数量占血友病总体人数的 15%~20%。*FIX* 基因长度为 1600 个核酸，位于 X 染色体上，因此血友病 B 也是伴性隐性遗传病。目前，人血液 FIX 和重组 FIX 制品是常用的替代疗法制剂，基于腺相关病毒的基因治疗方案也正在紧锣密鼓地研究中，目前有几个公司的治疗方法正处于 II 期或 III 期临床试验阶段，并且基因编辑的疗法也有较大进展。FIX 基因长度较短，腺相关病毒承载和基因编辑难度较小，并且 FIX 表达量小幅度提高即可显著改善血友病 B 患者的病情，这就使得血友病 B 的基因治疗研究之路较为顺畅。

第四节
"泡"外的阳光——严重联合免疫缺陷病的基因修复术

有多少人是因为美剧《实习医生格蕾》（*Grey's Anatomy*）而对医生这个职业有了新认识？又有多少人是因为这个剧才对诸多生活中不常见的病症有了解？比如，曾经在剧中出现的这种严重联合免疫缺陷病（Severe Combined Immune Deficiency，SCID）。

剧情的展开一如既往地曲折惊险：小男孩莫里斯自出生起就被确诊患

有严重联合免疫缺陷病，最佳的治疗手段是找到与他完全匹配的骨髓进行移植，但这需要有相匹配的捐赠者，而且骨髓移植还有可能导致严重的并发症。莫里斯还没等到适合的骨髓就发生了意外，他因急性额窦炎入院就医。医生在给他开出抗生素和免疫球蛋白联合治疗的诊断方案后，突然发现他额头上出现了肿块并有恶化的风险。于是，又给他进行了外科手术，但手术过程中发现这个肿块已对大脑造成了威胁，又请来了神经外科医生一起参与治疗。

手术后，莫里斯不幸出现了酶疗法失效的情形。为防止感染，他将在隔离室接受治疗。两周后，感染被清除，但 T 细胞计数低到需要在隔离室观察。如果 T 细胞计数一直不能正常的话，莫里斯可能要一直被隔离。为了解决这个问题，比利医生想尝试基因疗法。莫里斯的父母拒签基因治疗的知情同意书，因为他们担心这种疗法不够安全。然而，比利医生还是对莫里斯实施了计划好的基因疗法。经过治疗，莫里斯的 T 细胞计数增加了，他克服了感染，恢复了健康。

那么剧中提到的严重联合免疫缺陷病到底是什么？这个小男孩通过基因治疗恢复健康到底是医疗的真实水平还是编剧的美好愿望呢？

严重联合免疫缺陷病是因淋巴样干细胞先天性的分化异常而导致婴儿出生后缺乏 T 细胞和 B 细胞，从而使人体的第三道免疫防线——体液免疫和细胞免疫都出现缺陷，这种遗传性疾病使患者的免疫系统不能正常工作。这种情况下，随便一次感染就可能让患者命丧黄泉，所以患者必须生活在无菌环境里。联合免疫缺陷病有多种类型，X 染色体连锁遗传导致的基因缺陷（简称 SCID-X1）是较为常见的，这类疾病只在男孩身上发生；还有一种是腺苷脱氨酶（Adenosine Deaminase，ADA）缺乏症，这类联合免疫缺陷病通常是常染色体隐性遗传。

介绍了这么多，或许你对严重联合免疫缺陷病这一名词还是很陌生，但是它的另一个名字"气泡男孩症"相信你应该有所耳闻。20 世纪 70 年代的美国，一个叫大卫·菲利浦·维特（David Phillip Vetter）的小男孩让世人

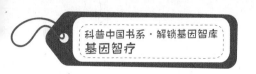

都了解到了这种疾病。维特出生于 1971 年，因为患有联合免疫缺陷病，在来到这个世界 20 秒后，他就被放进一个无菌"气泡"中。直到 12 岁去世前，他都生活在一个特质的无菌塑料罩内，只有一次穿着专门定制的"太空服"，头上依旧戴着一个气泡，离开病房看到了外面的世界，那是他最为快乐的时刻。他的故事迅速引发了公众的同情和想象力，1976 年，以维特为原型拍摄的电影《气泡男孩》(Bubble Boy) 在美国上映。在没能成功找到与维特匹配骨髓的情况下，医生用他姐姐的骨髓进行了移植手术。但幸运女神没有眷顾这个可怜的小男孩，姐姐的骨髓中携带了一种病毒，维特没有抵抗的能力，他患上了淋巴瘤，最终离开了这个美丽的世界。后来，科学家确定了维特的病症是 X- 链接复合免疫缺陷（SCID-XI）。

世界上最早进行基因治疗的疾病就是联合免疫缺陷病，针对的是腺苷脱氨酶 – 重症联合免疫缺陷病（ADA-SCID）这一类型。当时的受试者是一个 4 岁的小女孩，她在接受治疗后，身体好转。不过，科学家不能确定是否是基因治疗发挥了作用，因为她后来又服用了一种治疗该疾病的新药。

幸而时间可以检验一切。2009 年，一项关于腺苷脱氨酶 – 重症联合免疫缺陷病的基因治疗研究被《新英格兰医学杂志》(The New England Journal of Medicine) 进行了报道。报道中说，他们将在体外把携带 ADA 基因的逆转录病毒转入患者的骨髓细胞里，然后将改造过的细胞回输给患者，治疗效果还是令人满意的。

2015 年，欧盟药品管理局收到了腺苷脱氨酶 – 重症联合免疫缺陷病基因治疗方法的上市申请。2016 年 6 月，这项基因疗法成功获批。研究人员表示，在临床试验中利用这种疗法治疗的 18 个儿童中，根据患儿接受治疗的持续时间，其 100% 的生存率都维持在 2~14 年，这表明这种疗法的确可以移除患儿机体中的错误基因并且不会产生任何副作用。马丁·安德鲁斯（Martin Andrews）指出，这项研究为我们开启了治疗罕见遗传疾病的新篇章，希望这种新型的基因疗法未来可以帮助治疗更多罕见病的患者。

除了针对腺苷脱氨酶－重症联合免疫缺陷病的基因治疗有了进展，2019年4月，《新英格兰医学杂志》上发表了一篇X-链接复合免疫缺陷基因疗法的文章。这个体外基因疗法利用一个可以防止癌变的独特病毒载体将患者的细胞中发生变异的IL2受体用正常基因编码的蛋白替换，然后回输给患者。研究中的8位婴儿患者平均被跟踪16.4个月后没有发生严重的副反应，7位患者的CD3+、CD4+、NK细胞在三四个月后仍然正常，第八位患者也在追加一个剂量细胞疗法后恢复正常，而这种疗法使用前只需低剂量的化疗药物处理即可。虽然这些婴儿患者到发文时间为止仅仅观察了16个月，但因多项指标全面正常化，科学家说，这可能是种治愈性疗法。基因疗法的持久性是个重要未知指标，而在时间的验证下，这个疗法的疗效喜人，有可能彻底治愈这一疾病。

从塑料隔离仓走向世界只需要一步，而这一步之遥对很多人、很多家庭已经足够改变命运。治疗疾病，让人们能健康地行走在阳光下，实现这个梦想还有很长的路需要走，但当"气泡男孩"触摸阳光感受温暖的那一瞬，我们会觉得，这样的美好值得所有的努力！

第五节
从柏林到伦敦——艾滋病的治疗之路

我们常见的鸡尾酒起源于18世纪，是由两种或两种以上的酒或果汁、汽水调和而成的饮品，色彩缤纷，口感独特，它被灯光映照时展现的美丽摇曳在宴会、酒吧，或者家里的餐桌上。但你听说过"鸡尾酒"疗法吗？

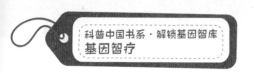

受到鸡尾酒的启发，1996 年，美籍华裔科学家何大一提出了一种针对艾滋病的治疗方法。如果将 3 种或 3 种以上的蛋白酶抑制剂与多种抗病毒的药物"调配"在一起联合使用，那么艾滋病也许可以得到有效的控制。而这种治疗方法也被形象地命名为"鸡尾酒"疗法。许多艾滋病患者受益于"鸡尾酒疗法"，这种疗法可以控制患者体内的艾滋病毒，并给患者的免疫系统一个修复和恢复功能的机会。但这种疗法也有很多局限性，对已被病毒破坏了免疫系统的中晚期患者的效果不是很好，而且服用方法复杂，有副作用，价格昂贵，最重要的是，该疗法并不能真正清除病毒。治愈"超级绝症"艾滋病，直到两个患者的出现才有了端倪。

蒂莫西·布朗（Timothy Brown）于 1966 年出生在美国，成年后居住于柏林。1995 年的一个十分平凡的日子，他得知前男友感染了艾滋病。当时，他认为自己身体健康，但为了安全起见，他决定去诊所检查。令他震惊的是，检测结果显示他患有艾滋病。在接受当时副作用很大的鸡尾酒疗法后，他的病情得到了有效控制。

根据以往的经验，布朗可能再活十几年，然后像其他患者一样死去。命运弄人，在布朗接受自己的命运后，他又被确诊为急性髓细胞白血病。面对这位既有艾滋病，又有白血病的患者，主治医生胡特提出了一种危险但暗含着希望的治疗方案——布朗接受一位艾滋病病毒抗性基因（CCR5 缺陷的纯合子）捐赠者的骨髓干细胞。

这里说一下为什么接种的是 CCR5 基因缺陷缺失的纯合子。对普通人的细胞"房间"来说，一般需要通过两把"钥匙"来打开"房门"，一把被称作 CD4，另外一把则被称作 CCR5。但对艾滋病病毒这个"小偷"来说，破解这两把钥匙非常容易，"房门"基本上是形同虚设。然而，研究发现有一些幸运儿天生对艾滋病病毒免疫，因为这些人具有一种保护能力极强的突变基因——CCR5 基因，这就相当于"房门"被加密了，无论"小偷"怎么想办法，都破解不了这把"钥匙"，自然就不能侵入细胞"房间"了。

布朗非常幸运。虽然找到一个先天就具有艾滋病免疫力配型合格且愿意捐献骨髓人很难，但他还是找到了。接受骨髓移植后，布朗的两种疾病都治愈了，他不再需要服用任何药物。

由此，布朗成了世界上第一个完全战胜艾滋病的人。他的康复给人们带来了彻底治愈艾滋病的一线希望，同时也推动了 CCR5 抑制剂抗艾药的生产。

尽管布朗治愈艾滋病的经历令人鼓舞，但科学家发现，这种疗法危险程度很高，同时会伴有诸多副作用。如果采用这种治疗方式，将会有 70% 甚至更高的死亡率。这导致人们对"柏林病人"的治疗方式充满怀疑，认为这或许只是一个"撞大运"的极端个例。研究陷入了停滞。

但 13 年后，"伦敦病人"亚当·卡斯蒂列霍（Adam Castillejo）的出现让"柏林病人"创造奇迹的历史重演，也让 CCR5 抑制剂抗艾药的研发出现曙光。

亚当在委内瑞拉出生、长大，2002 年到伦敦生活，2003 年被确诊携带艾滋病病毒并开始接受治疗，因此被称为"伦敦病人"。2012 年，亚当被诊断患有晚期霍奇金淋巴瘤。随后的治疗中，淋巴瘤非但没有丝毫好转的迹象，还进一步恶化。2016 年，他接受了造血干细胞移植，主要目的是治疗淋巴瘤这一危及生命的血液恶性肿瘤。他的医疗团队提出了与"柏林病人"一样的治疗方案——接受有艾滋病病毒抗性基因的骨髓干细胞，从而将两种疾病同时治愈。

但"柏林病人"与"伦敦病人"的治疗方案不尽相同，虽然两位患者移植的干细胞均由 CCR5 基因缺失的纯合子捐献者提供，但布朗自己本身就是 CCR5 基因缺失的杂合子，而亚当则是正常的 CCR5 基因纯合子。此外，移植理念的进步让亚当接受的是更有目的性的化疗方案，对身体健康的损害更小。

这一手术不仅治愈了淋巴瘤，亚当的艾滋病病情也得到了缓解。2017年 10 月，他最后一次吃下了抗艾药物。到 2019 年 3 月，或者说"停药"17 个月后，亚当血清中的艾滋病病毒低于阈值。研究人员发文称亚当可

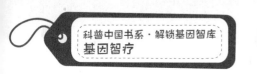
能已成功摆脱了艾滋病病毒。医疗团队在论文中的措辞十分谨慎，没有使用"治愈"（cure）一词，而是选择了"缓解"（remission）。

时隔一年，在2020年3月10日，研究团队再次在《柳叶刀·艾滋病》（*The Lancet HIV*）期刊上公布了最新的跟踪研究成果称，全球第二例艾滋病"治愈"患者出现。

就像墨尔本大学教授卢因所说："假使只有一个治愈的病例报告时，人们总是持有怀疑的态度，觉得这可能只是运气使然。但出现第二份相似的治愈病例时，人们就不再怀疑。"

从柏林到伦敦，从布朗到亚当，不仅需要跨越几千里的遥远距离和13年的时间，更需要面对被称为"超级绝症"的恐怖艾滋病时的勇气。人们相信科学，不懈探索，用毅力和科技为绝望带来希望，从黑暗看到曙光。

第六节
让希望拥有翅膀——"蝴蝶宝贝"的基因治疗法

"蝴蝶宝贝"，这是一个多么美好的名称——像蝴蝶一样美丽的孩子们在草地上自由自在地快乐奔跑。想象如此美丽，事实却并非如此，美好的名称掩盖的竟然是痛苦和病患。

蝴蝶宝贝是一类遗传性大疱性表皮松解症的患者。大疱性表皮松解症（Epidermolysis Bullosa，EB）的病因主要是编码皮肤结构蛋白的基因突变，有常染色体显性或隐性遗传。目前，已知该病有20个不同致病基因。根据电镜下皮肤水疱在发生的显微结构的位置，该病可分为4类：单纯型、交界型、营养不良型及金德勒综合征。人一旦患病，皮肤、眼睛、口腔、食道和呼吸道等黏膜组织在受到轻微摩擦或没有明显原因的情况下就会长出水疱或血疱，进而产生创伤溃烂，"皮肤就像蝴蝶翅膀一样脆弱不堪"，所以大疱性表皮松解症是人类罕见病中公认最令人痛苦的疾病之一。

哈桑（Hasan），这个从出生开始就承受着剧痛的苦命儿，刚出生没几天，身上就开始长水疱，而且这些水疱一碰就破，破皮处露出鲜红色的皮肤，偶尔还会流血。他的父母见状赶紧将小哈桑送进医院，焦虑地等待医生的结果。反复诊断之后，医生告诉了他们一个不幸的消息：小哈桑患了遗传性的交界性大疱性表皮松解症。

交界性大疱性表皮松解症，又名致死性大疱性表皮松解症，这是一种染色体隐性遗传病。患者的皮肤只要被摩擦甚至仅仅是触碰，或许就会导致皮肤上出现水疱。这种罕见的疾病会使皮肤出现长期大面积的创伤，通常伴有复发性感染和疤痕，一般的患者都难以活到成年。即使有幸活到成年，由于皮肤经常有伤口刺激，细胞分裂次数过多，患者也会比正常人更易患上皮肤癌，一生都注定要与疾病为伴，这样的人生令人绝望！

听到儿子患上交界性大疱性表皮松解症的噩耗，哈桑的父母感觉天都要塌了。知悉病情后的两年，他们竭尽所能，给世界各地的专家写信，带哈桑去医院做无数次的检查。然而，这并没有多大用处，哈桑是仍旧是一身脆弱无比的皮肤。无论简单的摩擦，还是一不小心的触碰，都会让皮肤起疱，产生烧伤般的剧痛，这对一个年幼的孩子而言，不啻一次次酷刑，无休止的折磨。

看着儿子不断地起疱、皮肤脱落、糜烂，父母不知在深夜痛哭过多少次，但每到黎明，他们依然要强撑笑颜，耐心地帮哈桑清理伤口，给他服用止痛药，同时小心翼翼地帮他穿上宽松衣服，用绷带、手套等保护脆弱部位等。对普通人来说很舒服的洗澡，却成了最令哈桑这类患者痛苦的事情。他不能立刻接触水，母亲必须给他全身裹满纱布，再慢慢帮他擦拭身子。哈桑常常痛得大声哀号，求母亲住手，但为避免伤口感染，他的母亲

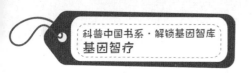

也只能含泪继续进行。

时间来到了 2015 年 6 月，在家人的精心呵护下，哈桑长到了 7 岁，但就是这一年，更大的不幸发生了。他被微生物感染了，病情开始严重恶化，甚至危及生命。被德国波鸿鲁尔大学儿童医院接收后不久，哈桑 60% 总体表面积的表皮全部丢失，他被转移到了重症监护病房。

在接下来的时间中，医生尝试了所有的治疗方案，全部以失败告终。一般如果皮肤受到伤害，医生都会将患者身体别处的皮肤移植过去，是一种"拆东墙补西墙"的方法。但哈桑面临的则是"无墙可拆"的局面。无奈之下，医生们决定放弃治疗，认为已经不再有救助的可能。然而，哈桑的家人却始终不肯放弃一丝的希望，不断奔走询问。而希望也真的在绝望的前夕来临，他们获悉了一种能利用基因编辑改造皮肤的新方法。

这种新方法的原理很容易理解，就是利用患者的细胞来培养健康皮肤，再移植到伤口上。早在 2006 年，意大利科学家团队就进行了首次尝试：通过在移植的细胞中插入新基因，以此对抗导致大疱性表皮松解症患者的突变。然而，这种实验疗法只在两个患者身上小范围试过，并没有得到大范围的实践和验证。而且，这种疗法面临着种种的医疗难题，充满着未知的变数。最主要的是，哈桑随时都可能在手术中死去。可这是唯一能拯救哈桑的方法，哈桑的父母孤注一掷，接受了这个治疗方案。2015 年 7 月，医院伦理审查委员会批准了这次试验治疗方案，在 8 月获得当地政府的许可后，德国科学家联合了意大利科学家开始了这次注定会影响哈桑和其余很多人人生的治疗准备。

2015 年 10 月，也就是哈桑入院接受治疗的 4 个月后，医疗团队开始进行皮肤的移植治疗。万幸的是，他的新皮肤坚强地熬过了术后感染等问题。接下来的考验就是哈桑是否会出现排异反应，令人欣慰的是，哈桑的免疫系统毫无反抗地接受了新皮肤。这也是因为移植的皮肤本就是从哈桑的腹股沟中取下的，只是对其进行了改造。在确定哈桑不会出现排异反应后，最后的考验就是这种随机在细胞基因组中插入基因的方式是否会导致癌症。又一个好消息传来，经检测，哈桑的身上并未发现癌症基因受到影响，治疗成功了！翅膀不再是"蝴蝶宝贝"脆弱的标识，它一样可以承载希望，带孩子飞向健康。2016 年 2 月，在重症监护室里整整待了 8 个月的哈桑痊愈出院了，他 80% 的皮肤都得以更新并恢复健康。更重要的是，他再没有出现过水疱和其他不良症状。哈桑终于过上了一个正常孩子的生活，不需要服用任何药物，也不用涂任何油膏，即使有时跌倒，受伤的皮肤也会正常痊愈。研究人员将这些结果撰写成了论文，这项临床研究成果于 2017 年 11 月发表在著名学术期刊《自然》（Nature）上，轰动了全球。

一路走来，"蝴蝶宝贝"忍受了太多常人难以想象的痛苦。大疱性表皮松解症患者曾经可以通过骨髓移植重获新生，但这种治疗方案需要找到合适的骨髓并且克服身体的排异反应，并不是每个"蝴蝶宝贝"都有这样的机会。"取我之源，惠我之泽"的基因疗法则为科学家提供了探索的方向和研究的目标，让无数患者有了更安全、更有效的治疗选择。道险且长，但仍存希望。不轻言放弃，光明就在前方！

第七节
狙击婴幼儿的"头号杀手"——脊髓性肌萎缩症的克星

不满 2 岁的女儿被诊断出了无药可救的罕见病，怎么办？绝望只能让希望越发渺茫，而一个不轻言放弃的家庭凭借十多年的努力，给一个罕见病的治疗带来了希望。

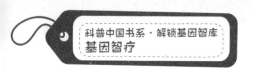
阿里亚·辛格（Arya Singh）出生于 2000 年 3 月。最开始，她和普通宝宝一样，发育正常、会坐会爬，但到了该学走路的时候，似乎就遇到了障碍，17 个月了还是走四五步就会跌倒。直到 2001 年 8 月，阿里亚的父母带着她去参加一个派对时，一位医生朋友看到她走路磕磕绊绊的样子，觉得很不对劲，建议立刻去看神经科医生。于是，他们找了好几个专科医生，做了各种检查，能够确诊的血检要一个多月才能出结果。这个等待过程对阿里亚已经怀着二胎的妈妈洛伦（Loren Eng）来说，显得尤其漫长焦灼。就在洛伦预产期的前两天，神经科医生打电话告诉他们，他们的孩子患有脊髓性肌萎缩症（Spinal Muscular Atrophy，简称 SMA）。洛伦还没来得及反应，医生就快速说了一句"我非常抱歉"，挂断了电话。

这种令人绝望的病症到底是什么？又是什么原因导致的呢？

脊髓性肌萎缩症是一种常染色体隐性遗传的神经退行性疾病。1995 年，法国研究人员在 5 号染色体上发现了 *SMN1* 基因，知晓了脊髓性肌萎缩症的遗传起因，即当人体内 2 个拷贝（分别来自父母）的 *SMN1* 基因都产生变异或者缺失就会引发脊髓性肌萎缩症。

SMN1 是对运动神经元的存活至关重要的基因，它的缺失会导致控制肌肉的神经逐渐退化，肌肉萎缩，最终大部分患者会因为呼吸肌衰竭而死亡。很多患有脊髓性肌萎缩症的婴儿在出生几周或者几个月内与寻常孩子看上去并无不同，但他们的神经和肌肉会很快衰退，大部分孩子活不过 2 岁。根据统计，每 8000 个出生的婴幼儿中就有一个患这种疾病，每 50 个人中就有一个是突变基因的携带者。

了解了脊髓性肌萎缩症的大概情况后，阿里亚的父母在接下来的 24 小时里面赶忙安排血检，看马上要出生的孩子是否也会得这种病（好消息是他没有）。一些医生安慰他们说，阿里亚的症状相对温和，应该可以活到成年。但是随着年龄的增长，病情会逐渐恶化，她会失去行动能力，成为残疾儿童。

在疯狂寻找治疗方案的过程中，阿里亚的父母发现了一个令人震惊的事实：当时针对脊髓性肌萎缩症的药物研发少得可怜。美国国家卫生研究院每年拨给脊髓性肌萎缩症的研究资金是 1300 万美元，是支持囊性纤维化（Cystic Fibrosis，也是一种遗传疾病）研究费用的九分之一。生物制药公司也大都忽视了这种疾病。

美国每年用于医学研究的经费大约是 280 亿美元。即使这样，有许多致命的疾病还是被公众遗忘。它们没有名人代言，有些还有着奇怪的不太好读的名字，或者是患者死去得太快，没有足够活着的人来向公众宣传。不幸的是，阿里亚患的脊髓性肌萎缩症有上述所有的问题，但她又是幸运的，因为她的父母不是普通人。阿里亚的爸爸德尼卡·辛格（Dinakar Singh），是华尔街著名的人物，阿里亚的妈妈曾经在投资银行工作，是斯坦福大学教育学和经济学的双硕士。他们自己拿出了 1500 万美元建立了一个叫脊髓性肌萎缩症基金会的慈善机构，致力资助这项疾病的研究。洛伦自己出任基金会主席。这个基金会的目标很明确：趁还来得及，尽快给阿里亚和其他 25000 名患有脊髓性肌萎缩症的孩子找到治疗方法。

他们首先争取到政府的支持，使之前被拖延的由神经科学家肯尼斯·菲施贝克（Kenneth Fischbeck）提出的开发针对脊髓性肌萎缩症的新药的项目启动。随后游说生物制药公司，并致力于促进学术界和工业界的合作。2003 年年底，阿里亚已经失去了控制脖子上肌肉的能力，所有的工作都是在与时间赛跑。幸运的是，在他们不懈的努力之下，终于有很多公司开始了针对脊髓性肌萎缩症的药物研发。比如麻省剑桥市的公司拿到了来自基金会的 3 年 540 万美元的资金，利用其独特的在试管中开始培养运动神经元的技术来筛选可能的药物。2016 年年底，第一款脊髓性肌萎缩症药物诺西那生钠被批准上市。一切的运转都在带来希望，努力终将有了令人欣喜的结果：从 5 岁开始坐轮椅，因为手臂上几乎没有肌肉只能在腿上打针的阿里亚现在已经是另外一个模样，她已经是加州某著名大学的大学生。

诺西那生钠最大的缺点是需要脊髓腔内注射，而且每个月都需要打一针，价格也很昂贵。每个患者第一年的费用大约是 75 万美元，随后是每

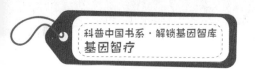
年 37.5 万美元。

但制药公司并没有停下研究脊髓性肌萎缩症的步伐，2019 年 5 月 24 日，美国食品药品监督管理局批准基因疗法 OAV101 注射液（Zolgensma）上市。该基因疗法产品只对 2 岁以下因 SMN1 基因突变导致的髓性肌肉萎缩症患者有效。这种疗法旨在通过一次静脉输入基因疗法，在体内持续表达运动神经元生存蛋白，从导致脊髓性肌萎缩症的遗传根源治疗。这是美国食品药品监督管理局批准的第一款治疗脊髓性肌萎缩症的基因疗法。

在 OAV101 注射液进行临床试验的阶段，米兰·比利亚雷亚尔（Milan Villarreal）一家请求参与了这一临床试验。他们第一个女儿因为脊髓性肌萎缩症在出生后 15 个月就不幸夭折，但是一样患有脊髓性肌萎缩症的小女儿伊芙琳在出生 8 周后就得到了基因治疗的机会。接受治疗后，伊芙琳除了不能跑跳嬉闹，几乎跟健康孩子没有什么两样：她可以走得很快、可以玩填字游戏、可以玩积木，还可以爬到妈妈的腿上嬉戏。

科学家相信，OAV101 注射液的获批上市是基因疗法革命性威力的体现，它让我们能够重新设想治疗像脊髓性肌萎缩症这样危及生命的遗传病的创新手段。有一天，这些罕见遗传病的患者都能够接受基因疗法，他们奔跑在蓝天之下，享受自由的人生将不再是梦想。

第八节
CAR-T——实体肿瘤治疗有道

2017 年 8 月和 10 月，伴随着两家制药公司的 CAR-T 产品相继获批的消息公布，CAR-T 疗法在世界范围内掀起了一阵巨浪。

5 年的时间流逝，CAR-T 疗法的热度已逐渐降低，但科学家的研究还在继续，他们的目标从未改变——治疗癌症的"硬骨头"实体瘤。但是，让科学家如此执着的 CAR-T 疗法真的比传统的治疗方法有效吗？科学家在治疗实体瘤的领域取得了哪些进展呢？

我们先来了解一下 CAR-T 疗法，它的全称是 Chimeric Antigen Receptor T-Cell Immunotherapy，即嵌合抗原受体 T 细胞免疫疗法。这一疗法的原理并不复杂，从癌症患者身上分离出免疫 T 细胞，然后利用基因工程技术给 T 细胞加入一个嵌合抗体，使 T 细胞能识别肿瘤细胞，并激活 T 细胞将之杀死。这种带了嵌合抗体的 T 细胞能在体外培养，当其达到一定数量之后，科学家再将这些 T 细胞输入患者体内，帮助患者抗击肿瘤细胞。至于 CAR-T 疗法的实效，让我们来回顾一下埃米莉·怀特海德（Emily Whitehead）的一段曲折经历吧。

2010 年，4 岁的埃米莉在美国赫胥医学中心被诊断为"急性淋巴母细胞白血病"。当时，赫胥医学中心的医生建议对埃米莉进行长达 26 个月的化疗，并预测埃米莉将有 85%~90% 的可能性被治愈。但到了 2011 年 10 月，埃米莉的白血病开始复发，情况不再乐观，医生发现埃米莉的治愈率已经从 85% 下降到 30%。2012 年年初，埃米莉开始接受高强度的化疗，并准备在 2012 年 2 月接受骨髓移植手术。

然而，在骨髓移植手术的前 2 周，埃米莉出现了白血病的第二次复发。医生随后进行了连续 2 个月的更高强度化疗，却没有使埃米莉的白血病情况出现好转。埃米莉病情危重，随时可能失去生命。主治医生向她的父母建议使用诺华的细胞疗法。埃米莉的父亲托马斯向医生询问："是否有别的孩子接受过这种疗法？"医生回答说："从来没有过。"

权衡过轻重后，埃米莉的父母决定让她参与由费城儿童医院所进行的 CAR-T 免疫疗法的 I 期临床试验，她成了全球第一名接受 CAR-T 技术治疗白血病的儿童患者。接受细胞注射的埃米莉出现了发烧、昏迷等症状。直到 5 月，埃米莉的病情出现了好转。2012 年 6 月 1 日，埃米莉 6 岁时，她战胜了白血病，并正式出院。截至今天，埃米莉已连续 10 年没有检测

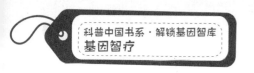
到癌细胞了，她被治愈了。

CAR-T 的出现是治疗癌症的一次革命，也为许多已经绝望的患者重新燃起了希望。但是作为一个治疗方案，它不可能十全十美，CAR-T 疗法也存在诸多弊端。

患者在接受 CAR-T 治疗之后，也有可能会出现不良反应，比如细胞因子释放综合征（Cytokine Release Syndrome，CRS）和神经细胞毒性等。CAR-T 疗法属于一种靶向疗法，而且其识别的靶点必须要表达在细胞膜表面，这就意味着必须要寻找到只有肿瘤细胞表达而正常细胞不表达的靶点。幸而，在血液肿瘤中，科学家已经寻找到了这样的靶点——CD19 靶点。

严格来说，CD19 只是退而求其次的靶点，CD19 不是肿瘤特异抗原，也不是肿瘤相关抗原，它是 B 细胞特异表达的抗原（B 细胞发育过程中表达谱很广的抗原，且只表达在 B 细胞上）。所以 CAR-T 杀伤的是所有表达 CD19 的细胞，包括肿瘤细胞和正常的 B 细胞，好在 B 细胞的缺失对人体的影响并不致命，临床上可以给患者补充免疫球蛋白来抵消正常 B 细胞的缺失。因此，即便靶向 CD19 的 CAR-T 疗法需要付出 B 细胞缺失的代价，但以小搏大，能延续生命依然是我们在抗击血液肿瘤历程中难能可贵的胜利。

利用靶点在血液肿瘤的治疗中取得了巨大优势，但是这种疗法在实体瘤上依然适用吗？答案是否定的。实体瘤膜蛋白上的靶点少且难以寻找，CAR-T 疗法在与实体瘤的对抗中就显得力不从心了。除了靶点寻找困难，CAR-T 细胞如何解除肿瘤微环境下高度的免疫抑制，甚至跨越血脑屏障渗透到肿瘤组织，都是 CAR-T 疗法在同实体肿瘤的战争中击而胜之的关键。

因此，科学家仍然在寻找新方法帮助 CAR-T 细胞对抗实体瘤。2020年年初，《科学》（*Science*）上发表了一篇论文，研究人员设计了一种疫苗——CAR-T 细胞增强性 RNA 疫苗（CAR-T Cell Amplifying RNA Vaccine，简称 CARVac），能帮助 CAR-T 细胞更有效地对抗实体瘤。

研究结果证实这一疫苗确实能改善 CAR-T 细胞的抗肿瘤作用。这为利用 CAR-T 细胞治疗实体瘤提供了一种新的思路和方向。然而，这些效果目前还只是在临床前模型中得以实现，能否在人体中也同样发挥有效作用，还有待进一步的研究验证。

除此之外，美国弗雷德哈钦森癌症研究中心的研究人员也发现一块小而薄的装载着抗癌免疫细胞的金属膜可在卵巢癌临床前模型中缩小肿瘤。这一层薄薄的金属膜可将 CAR-T 细胞高效递送到实体瘤中。研究人员史蒂芬说，这种金属膜不仅是一种被动的递送设备，还是一个触发 CAR-T 细胞增殖的释放平台，可以克服肿瘤对这些 T 细胞的防御作用。虽然是金属，但患者尽可放心，这种金属膜厚度仅为 10 微米，由镍钛合金制成，可以安全地植入体内，不会对人体造成损伤。假如能够得到更多的研究和临床试验证实，那么这种通过植入金属膜抑制卵巢癌生长的方法最终也可能用于治疗其他的实体瘤。

治疗实体瘤，并不仅仅有 CAR-T 治疗这一种方法。2019 年 7 月，中国科学院的蔡林涛和刘陈立课题组合作的研究成果在线发表，他们构建出了厌氧靶向的生物/非生物交联递送系统，通过细菌的生物治疗和纳米光敏剂的光热治疗，也能获得联合抑制实体瘤的明显效果。

研究人员发现，以光敏剂吲哚菁绿（Indocyanine Green, ICG）等材料为基础的光热纳米光敏剂，在近红外激光照射条件下产生的光热效应，可直接杀灭癌细胞，但在肿瘤治疗过程中一直受限于靶向性差和穿透性弱等因素。自然界中一些细菌具有肿瘤趋向性、组织穿透性等优势，使得其成为靶向治疗实体瘤的潜在新载体，但活细菌应用于肿瘤治疗仍然存在着疗效和毒性难以平衡的问题。

伴随着合成生物学的兴起，课题组又利用工程化改造的肿瘤靶向沙门氏菌 YB1 作为载体，并通过共价交联的方式将包载 ICG 的磷脂聚合物纳米光敏剂（INPs）连接在工程菌 YB1 表面。结果表明，细菌的生物治疗和纳米光敏剂的光热治疗可以实现高效、安全地根除实体瘤。生物/非生

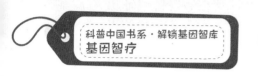
物交联递送系统为实体瘤治疗提供了一种新的方法，同时也为肿瘤细菌疗法提供了一种新的思路。

尽管有许多的科学进展为攻克实体瘤的蓝图增添了更多的亮色，但科学家并不是神笔马良，挥毫泼墨便会使美梦成真，彻底征服实体瘤，还存在着技术、认知等方面的难题。然而无论如何，我们都应当抱有美好的愿望，秉持必胜的信心，执着坚守，在这一段征途中，科学家将无畏前行！

第九节
健康人生满"血"开启——β地中海贫血症的基因治疗

假如你不时地会疲倦与头昏，同时发现自己的面部、唇部和指甲苍白，那么别耽搁，赶紧去医院看看，这很有可能就是轻度贫血。此时通过多吃易消化、易吸收、含高蛋白和高维生素的食物，如瘦肉、禽蛋、牛奶、鲜鱼、新鲜蔬菜、水果和豆制品等，就可以很好地改善贫血现象。当然，这种食补的方法仅仅对缺铁性贫血患者有效果。对于另一些贫血患者而言，他们一生都需依赖输血治疗，面临高昂的治疗费用甚至死亡的风险，贫血成为伴随他们一生的阴云。

出生在美国"草原之州"——伊利诺伊州的小女孩旺达·西哈纳（Wanda Sihanath）是一个爱笑充满活力的女孩。她小时候被父母送去学习芭蕾，但她发现自己在上课时更容易疲劳，很快她就病倒了。送往医院后，她被医生确诊患有 β 地中海贫血症。

β 地中海贫血是全世界最大的单基因遗传病——地中海贫血症的一

种，这是一种常染色体隐性遗传血液病。成人血红蛋白是由 2 条 α 链珠蛋白和 2 条 β 链珠蛋白聚合而成，如果编码血红蛋白的基因发生了突变，珠蛋白链及血红蛋白就会合成不足或缺失，从而导致贫血。β 地中海贫血通常是由 HBB 基因突变导致珠蛋白的 β 链缺失，而另一种常见的 α 地中海贫血则是因为 HBA1/HBA2 基因突变导致珠蛋白 α 链不能正常合成。两种病症都是因基因的缺陷导致的患者体内红细胞血红蛋白的缺乏。正常情况下，这些富含铁的血红蛋白能在体内协助氧气及二氧化碳的输送，但若是缺少了这种蛋白，造血系统就会感觉到异常，进而开始拼命工作来弥补血红蛋白的不足，但"赶工"出来的血细胞往往质量不高，容易破损，就导致人体出现贫血症状。贫血严重时，会引发铁过载、脾脏肿大、感染、骨骼畸形及增长速度减缓等症状，而铁元素在体内过多堆积，也会给内分泌系统和脏器造成损害，导致充血性心力衰竭等心脏问题，对人体的危害性更高。

这种根源在基因上的疾病，我们能选择的治疗方法并不多。输血是最常规的方法，但治疗方式不具有可持续性，患者每隔 3~4 周，就要重返医院接受治疗，而且长期的输血治疗也会让患者增加输血相关铁毒性和感染等风险。想要根治则需要进行骨髓移植，但是大多数人很难找到配型合适的捐献者。就算成功进行了骨髓移植，后续也可能会发生排异等副作用。所以，对于大多数 β 地中海贫血患者而言，终生的输血治疗就是维持生命的常见方式。但输血实在是一笔不低的费用，即便按现在的医疗费用来估算，患者如果从出生治疗到 20 岁，用于输血、祛铁的费用总额将约为100 万人民币，这对家庭和社会来说都是巨大的经济负担。

旺达·西哈纳亦是如此，从 14 岁开始，她就每个月都要接受输血治疗。如果不出意外，她的一生都将与输血、医院相伴，这或许将成为她人生的一部分，而她也原本接受了命运的安排，直到 2014 年，她参加了一项基因治疗临床试验，人生才迎来了意想不到的转折。

作为第一个受试者，在试验中，研究人员从她体内分离出骨髓干细

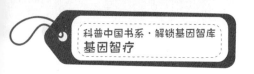
胞，并送往实验室。在那里，研究人员利用病毒作为载体将一段健康的 *HBB* 基因插入干细胞中，让其恢复产生正常血红蛋白的能力。随后，她需要接受高剂量的化疗以杀死骨髓中残留的造血功能失常的干细胞。紧接着，在体外经过基因改造后的干细胞再次被"输入"患者体内。和骨髓移植不同，这种治疗方式相当于"自体移植"，用于治疗的干细胞来自患者本身，这样就避免了免疫排斥等副作用的出现。这些经过改造的干细胞找到前往骨髓的道路，到达并定居下来，开始协助造血。

这一基因疗法背后的原理是如此简单，但其是否真的能在人体里取得成功呢？所有人都在等待答案。

除了旺达，还有 22 名患者也参与了这项基因疗法，并接受了 15~42 个月的随访观察。研究人员发现，经过基因治疗后 7 名患者的输血频率显著降低，15 名患者在后续观察中告别了定期输血，而且没有一个人出现与基因治疗相关的严重不良副反应，从而证实了这项基因疗法的安全性。令人欣喜的是，试验结果证实了这项基因疗法能 100% 地减少患者对输血的依赖，实在让人惊叹、惊喜。

旺达就是 15 名彻底告别终生输血的幸运患者之一。在接受基因治疗后，她身体恢复了正常，再也不需要靠输血来维持生命。在此之前，能和普通同龄人一样生活，原本只是一个遥不可及的梦想，而她现在已经是亚利桑那州立大学的一名普通学生了，享受着与同龄人一样的人生，她的未来不再缺失色彩！

2019 年 6 月，欧洲委员会宣布这项基因疗法成功通过欧洲药品管理局关于高级治疗药品的快速评估，批准在欧洲市场上市。

这意味着患有 β 地中海贫血的人可以通过基因治疗重获健康，这无疑让我们看到了基因疗法在治愈疾病上的极大潜力，对基因治疗领域的未来有了更多的信心。我们有充分的理由相信，基因治疗的时代正要来临。健康人生，将由我们满"血"开启！

▶ 小窗口

2020年7月22日，"经 γ 珠蛋白重激活的自体造血干细胞移植治疗重型 β 地中海贫血安全性及有效性的临床研究"取得初步成效。这是亚洲首次通过基因编辑技术治疗地中海贫血，也是全世界首次通过 CRISPR 基因编辑技术治疗 β0/β0型重度地中海贫血的成功案例。

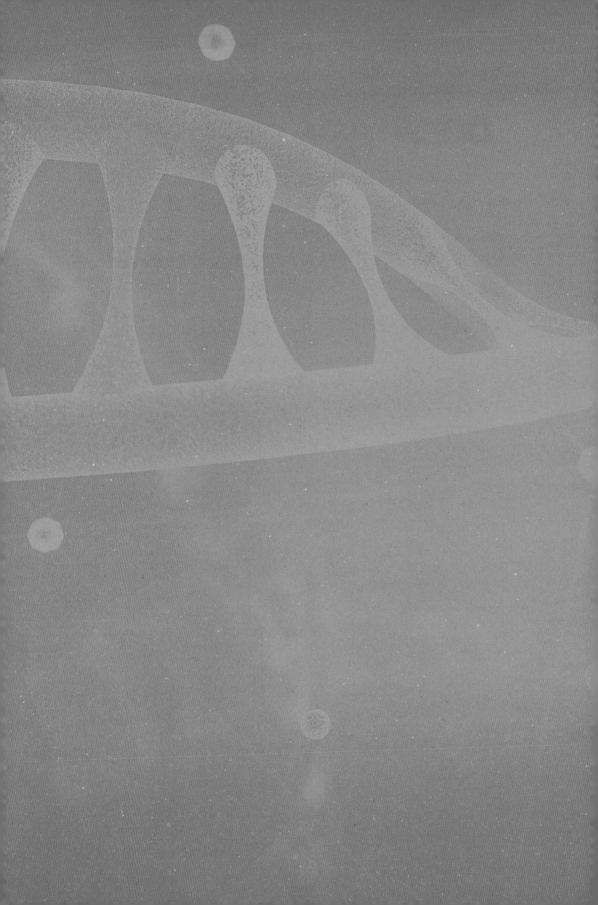

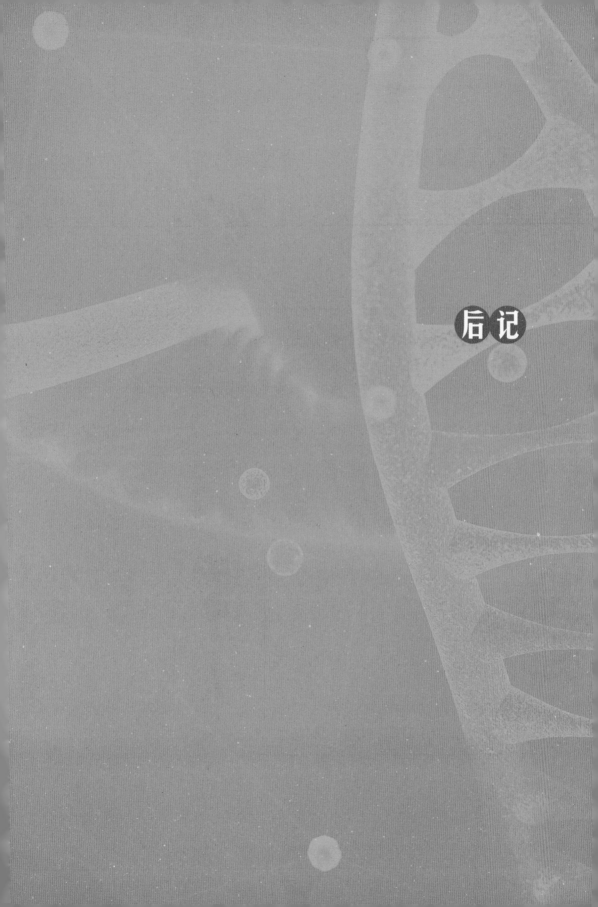

后记

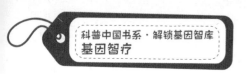

如何才能与世界合拍? ——基因智疗之伦理审视

什么是基因?基因是一段由脱氧核糖核酸或核糖核酸编码的遗传信息,是可以表达具有生物学功能的大分子。人类基因组有 30 亿个碱基对,其中大概只有 2% 的碱基序列编码基因。科学家估计,人体大概有 2 万个基因。就是这 2 万个基因,在我们人体基因网络构成的遗传背景之上,变幻着无穷无尽的遗传魔术,展示生命的奇迹和进化的神奇。

然而,在四通八达的基因网络中,如果有一个基因发生了变异,很可能就会导致一种疾病的发生。人们很难想象,很多疾病的罪魁祸首可能就只是一个小小的基因,一个错误的功能分子的编码,最后却能引起人体这一"千里之堤"的崩溃。然而,反过来想,能"致"病的也应该能"治"病,理论上来说,只要人类可以改造致病基因,就可以根治很多疾病,这其实就是基因治疗的含义。

基因治疗不是无源之水,科学家首先需要建立"人类疾病动物模型"来了解那些因发生变异而导致疾病的基因,同时明确这个疾病的机制和机理;最后一步就是有针对性地研发疫苗、基因药物甚至是基因疗法了。而这就是守卫人体健康的"基因智疗"过程。

基因智疗的前景是美好而广阔的,然而一路前行的道路却遍布荆棘,伦理问题就是其中最高、最大的"拦路虎"。

相信大家都听过"动物福利"这个名词,其实质就是让动物在康乐的状态下生存,在无痛苦的状态下死亡,这就是一种伦理道德。作为推进科技进步所必需的实验过程，研究人员会为实验动物尽量提供舒适的生活条件和环境，虽然一些实验可以用麻醉或者安乐死减轻或避免动物的痛苦，但是对于构建人类疾病模型的动物而言，痛苦本就是实验的不可避免的一部分。如此自相矛盾的做法，又怎么能说是符合"动物福利"、符合伦理呢？科学家为此绞尽脑汁，最终提出了实验动物的"3Rs"原则，即 Reduction（减少）、Replacement（替代）和 Refinement（优化），这个原则的提出很大程度上改善了实验中用到动物时出现的伦理问题。

虽然针对实验动物出现的伦理困境在科学家的努力下已经得到了普遍改善，但是 CRISPR 这一新兴技术的出现和应用又带来了新的社会及伦理问题。

2018 年 11 月 26 日，第二届国际人类基因组编辑峰会召开的前一天，一对经过基因编辑从而天生就对艾滋病免疫的双胞胎在医院出生。这件事对科学精神和伦理道德造成了极大的损害，这则消息引发了几乎整个科学界的担忧和斥责。

同时，这项研究对中国科学尤其是生物医学研究领域在全球的声誉和发展打击巨大。生物医学科研工作者坚决反对这种行为，希望国家和相关监管部门迅速立法并进行严格监管。

宾夕法尼亚大学基因编辑专家基兰·穆斯努鲁（Kiran Musunuru）博士对此表示："这是不合情理的……人类道德和伦理都无法接受。"

MIT 评论则这样写道：它引发了全球的强烈抗议和科学家的抵制，因为现在还没到时机。在伦敦大学从事妇女生殖健康的乔伊斯·哈珀（Joyce Harper）认为，在当下用基因编辑人类胚胎来抵御艾滋病还太早，这是很危险和不负责任的。她表示，需要用很多年的研究来证明干预胚胎的基因组不会带来副作用。基因编辑被用于胚胎移植之前，还需立法和公众讨论。

当然，也有人对此持肯定态度，哈佛大学的乔治·丘奇（George

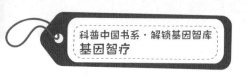
Church）认为，艾滋病已经是一个威胁全球公共健康的大问题，那么利用基因编辑技术对艾滋病相关基因进行修正是合理的。

这件事的影响范围极其广泛，触到了科研的禁区。2003 年颁布的《人胚胎干细胞研究伦理指导原则》规定，可以以研究为目的，对人体胚胎实施基因编辑和修饰，但体外培养期限自受精或者核移植开始不得超过 14 天。本次"基因编辑婴儿"属于被明令禁止的。

围绕此次伦理事件，可以看到，在科技的迅猛发展下，伦理道德和社会问题却还没有很好的解决方法。技术本身并没有道德属性，它的善恶完全取决于人类对新技术的思考以及技术使用的时间背景和环境背景。爱因斯坦曾说过："科学仅仅是工具。工具究竟会为人类带来幸福还是带来灾难，与工具没有任何的关系，全部取决于人类本身，而不取决于工具。"对于科学突破，在人类历史能完全承担起后果和不会陷入伦理道德困境中之前，还是保持一份谨慎之心，少做、不做为好。

历史在螺旋式上升，科技更呈现着汇小流成江海的蓬勃发展态势。人类总是在不断创造新技术和新成就造福自身和自然，同时不断摒弃这些创新可能带来的负面影响，趋利去弊以求得自身的发展，而伦理规则作为维系这种平衡的准绳，贯穿始终，犹如达摩克利斯之剑，指向公正，成为稳定社会的基石。

祛病延年、快乐人生有多远？——基因智疗之未来展望

人类的医学发展史上立着一块块足以永远铭记的里程碑——那些改变疾病治疗范式的大事件，比如外科手术的发明等，引导着人们了解自然进化轨迹、探索生命运行奥秘。时至今日，单纯的技术或设备进步再也无法像从前那样掀起医疗行业的巨大变革，而在"融合、跨领域"等成为关键词的当下，复合化、精准化和多样化已成为疾病的预防和治疗主要态势。

生物、计算机、电子芯片等领域的发展和融合让科学家得以开发出一系列用于保护和改善人类身体健康的新技术和新设备。这些技术和设备打破了各个领域间的壁垒，让书本上的知识走进了医院和实验室，未来某一天，它们可能会走进人们的日常生活，造福每一个普通人。

30年前，人类基因组计划启动时，科学家还认为这项解读生命奥秘的工程需要30亿美元的投入和15年的时间才能完成。然而，仅仅到2003年，人类基因组序列图就已绘制成功，科学家开始驶入了解读基因进而探索生命奥秘的高速路。时间飞逝，平价测序仪现在已遍布市场，仅需要1000美元左右的价格，任何人对自己的基因组都可以进行测序，并通过对基因组的测序和简单解读预知和确定一些重要的疾病指标，进而对某些基因的异常突变导致的疾病进行提前的预防和治疗。

这是医疗史上至关重要的一步，精确医疗时代的到来，意味着个体性将成为基因智疗的关键一步。就算是一种疾病，不同患者的症状、对药物

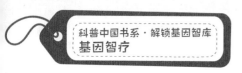
的疗效和可能出现的不良反应都是千差万别，也相应出现不同的治疗效果。如果我们查询美国社会 10 种最常见的处方药，会发现它们主要是针对胃病、胆固醇过高的疾病，但这些药对大部分患者并没有效果。从中我们可以看出，目前针对疾病的治疗有一个特点：将人类的平均特征当成每个人的普遍情况，忽视了个体之间巨大的差异。但"对症下药"的需求已经是未来的发展态势，个性化治疗毫无疑问将会成为基因智疗未来发展的一个重要方向。

此外，铺天盖地席卷各行各业的"互联网＋"浪潮为医疗领域的未来发展带来了另一种可能。医院里纸质病历成为过去式，患者在任何地方都可以向医生进行健康咨询，需要就医时在家中就可以挂号或预约医生。这种智能化服务将时间还给了病患家属，同时省去了医院的人工服务，提高了看病效率，促进了医患资源的合理配置，从而实现医院和患者的双赢。随着医药行业的数字化技术进程，患者的治疗将更加"智慧"。

当然，也可以预见，基因智疗的未来发展也将面临更多的挑战，比如一些敏感技术的定性和推进、国家的相关政策的制定以及一些可能的伦理道德困境等。但是，未来存在无限可能，基因智疗依然充满无数展望：未来疫苗的作用更加具有通用性，不用担心安全问题；未来的药物起效方式更具适应性，更加多样；未来会有智能机器人医生的辅助诊疗，节时高效；未来会有 3D 器官打印，延寿重生不再是神话……

道险且长，而远方有光！

参考文献

第一章　上医治未病——基因疫苗横空出世

[1] 叶瑞贤，张锡宝. 疫苗的发展历史[J]. 皮肤科学通报，2020, 37 (04): 329–335.

[2] 贾冰冰，李卫国. 疫苗技术发展的历史与展望 [J]. 生物学通报，2016, 51 (06): 1–3.

[3] BIUMBERG B S, SUTNICK A I, LONDON W T, et al. Australia antigen and hepatitis [J]. N Engl J Med, 1970, 283 (7): 349–354.

[4] QUINN T C. Forty years of AIDS: a retrospective and the way forward [J]. J Clin Invest, 2021, 131 (18): e154196.

[5] AGARWAL-JANS S. Timeline: HIV[J]. Cell, 2020, 183 (2): 550.

[6] FISHER C R, STREICKER D G, SCHNELL M J. The spread and evolution of rabies virus: conquering new frontiers [J]. Nat Rev Microbiol, 2018, 16 (4): 241–255.

[7] VELASCO-VILLA A, MAULDIN M R, Shi M, et al. The history of rabies in the Western Hemisphere [J]. Antiviral Res, 2017, 146: 221–232.

[8] HIGANO C S, SCHELLHAMMER P F, SMALL E J, et al. Integrated data from 2 randomized, double-blind, placebo-controlled, phase 3 trials of active cellular immunotherapy with sipuleucel-T in advanced prostate cancer [J]. Cancer, 2009, 115 (16): 3670–3679.

[9] SAHIN U, DERHOVANESSIAN E, MILLER M, et al. Personalized RNA mutanome vaccines mobilize poly-specific therapeutic immunity against cancer [J]. Nature, 2017, 547 (7662): 222–226.

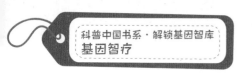
[10] HU Z, LEE T D E, AllESØE R L, et al. Personal neoantigen vaccines induce persistent memory T cell responses and epitope spreading in patients with melanoma [J]. Nat Med, 2021, 27 (3): 515–525.

[11] WOODMAN C B, COLLINS S I, YOUNG L S. The natural history of cervical HPV infection: unresolved issues [J]. Nat Rev Cancer, 2007, 7 (1): 11–22.

[12] COX J T. History of the use of HPV testing in cervical screening and in the management of abnormal cervical screening results [J]. J Clin Virol, 2009, 1: S3–S12.

[13] HEYMANN D L, WEISFELD J S, WEBB P A, et al. Ebola hemorrhagic fever: Tandala, Zaire [J]. J Infect Dis, 1980, 142 (3): 372–376.

[14] 孙晓东，王丽洁，张奕，等. 埃博拉病毒病流行病学进展 [J]. 中国口岸科学技术，2022, 4 (03): 4–8.

[15] KIM Y H, HONG K J, KIM H, et al. Influenza vaccines: Past, present, and future [J]. Rev Med Virol, 2022, 32 (1): e2243.

第二章　基因陷落的疾病探索——从人类疾病动物模型找真相

[16] STEENSMA D P, KYLE R A, SHAMPO M A. Abbie Lathrop, the "mouse woman of Granby": rodent fancier and accidental genetics pioneer [J]. Mayo Clin Proc, 2010, 85 (11): e83.

[17] MORSE H C. Building a better mouse: One hundred years of genetics and biology [J]. Academic Press: Waltham, MA, 2007.

[18] 梁前进，王婷娜. 催生诺贝尔奖的昆虫——果蝇 [J]. 生物学通报，2015, 50 (11): 4–8.

[19] RUBIN G M. Drosophila melanogaster as an experimental organism [J]. Science, 1988, 240 (4858): 1453–1459.

[20] CANEDO A, ROCHA T L. Zebrafish (Danio rerio) using as model for genotoxicity and DNA repair assessments: Historical review, current status and trends [J]. Sci Total Environ, 2021, 762: 144084.

[21] MAYNARD L H, HUMBERT O, PETERSON C W, et al. Genome editing in large animal models [J]. Mol Ther, 2021, 29 (11): 3140–3152.

[22] PIERSON R N 3rd, FISHMAN J A, LEWIS G D, et al. Progress Toward Cardiac Xenotransplantation [J]. Circulation. 2020, 142 (14): 1389–1398.

[23] COOPER D K, EKSER B, RAMSOONDAR J, et al. The role of genetically engineered pigs in xenotransplantation research [J]. J Pathol, 2016, 238 (2): 288–299.

[24] LIU Z, CAI Y, WANG Y, et al. Cloning of Macaque Monkeys by Somatic Cell Nuclear Transfer [J]. Cell, 2018, 172 (4): 881–887.

[25] 付雷. 几种重要模式动物的研究简史 [J]. 生物学教学，2011, 36 (10): 7–9.

第三章　疾病探查界的"扫雷"小能手——基因检测

[26] FISHEL S. First in Vitro Fertilization Baby-This Is How It Happened [J]. Fertil Steril, 2018, 110 (1): 5–11.

[27] CHEN H F, CHEN S U, MA G C, Hsieh S T, et al. Preimplantation Genetic Diagnosis and Screening: Current status and future challenges [J]. J Formos Med Assoc, 2018, 117 (2): 94–100.

[28] 戚庆炜，边旭明. 产前筛查——从血清学筛查到无创产前检测 [J]. 中国实用妇科与产科杂志, 2020, 36 (09): 793–796.

[29] 吴清明，周瑾. 出生缺陷产前筛查及产前诊断研究进展 [J]. 中国优生与遗传杂志，2011, 19 (01): 129–131.

[30] 张伟然，赵正言. 新生儿疾病基因筛查研究进展 [J]. 中华儿科杂志，2020, 58 (12): 1033–1037.

[31] 韩连书. 新生儿遗传病基因筛查技术及相关疾病 [J]. 浙江大学学报 (医学版)，2021, 50 (04): 429–435.

[32] LAPPALAINEN T, SCOTT A J, BRANDT M, et al. Genomic Analysis in the Age of Human Genome Sequencing [J]. Cell, 2019, 177 (1):

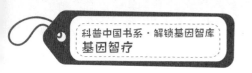
70–84.

第四章　疾病治疗界的新式武器——基因工程药物

[33] 张征，邹大进. 糖尿病治疗历史 [J]. 临床药物治疗杂志，2015, 13 (02): 19–23.

[34] 陈东方. 糖尿病历史大发现 [J]. 医药世界，2007,（10）: 25–29.

[35] HEGELE R A, MALTMAN G M. Insulin's centenary: The birth of an idea [J]. Lancet Diabetes Endocrinol, 2020, 8 (12): 971–977.

[36] GALANIE S, THODEY K, TRENCHARD I J, et al. Complete Biosynthesis of Opioids in Yeast [J]. Science, 2015, 349 (6252): 1095–1100.

[37] HIEN T T, WHITE N J. Qinghaosu [J]. Lancet, 1993, 341 (8845): 603–608.

[38] TU Y. Artemisinin-A Gift from Traditional Chinese Medicine to the World （Nobel Lecture) [J]. Angew Chem Int Ed Engl, 2016, 55 (35): 10210–10226.

[39] MOCHTAR M H, DANHOF N A, AYELEKE R O, et al. Recombinant Luteinizing Hormone （rLH）and Recombinant Follicle Stimulating Hormone (rFSH) for Ovarian Stimulation in IVF/ICSI Cycles [J]. Cochrane Database Syst Rev, 2017, 5 (5): CD005070.

[40] RANKE M B, WIT J M. Growth Hormone - past, Present and Future [J]. Nat Rev Endocrinol, 2018, 14 (5): 285–300.

[41] 方奕，刘瑶，戴海鹰，等. 干扰素的生物活性与临床应用 [J]. 中国误诊学杂志，2005,（06）: 1039–1041.

[42] 姚延敏. 神奇的 ω——SARS 的新冤家 [J]. 中国质量万里行，2003 (06): 8–9.

[43] DIAZ-MANERA J, KISHNANI P S, KUSHLAF H, et al. Safety and Efficacy of Avalglucosidase Alfa Versus Alglucosidase Alfa in Patients with Late-onset Pompe Disease （COMET): a Phase 3, Randomised, Multicentre Trial [J]. Lancet Neurol, 2021, 20 (12): 1012–1026.

[44] ROIG-ZAMBONI V, COBUCCI-PONZANO B, IACONO R, et al. Structure of Human Lysosomal Acid α-Glucosidase-A Guide for The Treatment of Pompe Disease [J]. Nat Commun, 2017, 8 (1): 1111.

[45] KOHLER L, PUERTOLLANO R, RABEN N. Pompe Disease: From Basic Science to Therapy [J]. Neurotherapeutics, 2018, 15 (4): 928–942.

[46] VAN DER PLOEG A T, REUSER A J. Pompe's Disease [J]. Lancet, 2008, 372 (9646): 1342–1353.

第五章　遗传缺陷的修补术——基因治疗

[47] MACLAREN R E, GROPPE M, BARNARD A R, et al. Retinal Gene Therapy in Patients with Choroideremia: Initial Findings from A Phase 1/2 Clinical Trial [J]. Lancet, 2014, 383 (9923): 1129–1137.

[48] KANG E, WU J, GUTIERREZ N M, et al. Mitochondrial Replacement in Human Oocytes Carrying Pathogenic Mitochondrial DNA Mutations [J]. Nature, 2016, 540 (7632): 270–275.

[49] PALACIOS-GONZÁLEZ C, MEDINA-ARELLANO M J. Mitochondrial Replacement Techniques and Mexico's Rule of Law: On the Legality of the First Maternal Spindle Transfer Case [J]. J Law Biosci, 2017, 4 (1): 50–69.

[50] PASI K J, RANGARAJAN S, MITCHELL N, et al. Multiyear Follow-up of AAV5-hFVIII-SQ Gene Therapy for Hemophilia A [J]. N Engl J Med, 2020, 382 (1): 29–40.

[51] NIENHUIS A W, NATHWANI A C, DAVIDOFF A M. Gene Therapy for Hemophilia [J]. Mol Ther, 2017, 25 (5): 1163–1167.

[52] LEEBEEK F W G, MIESBACH W. Gene Therapy for Hemophilia: A Review on Clinical Benefit, Limitations, and Remaining Issues [J]. Blood, 2021, 138 (11): 923–931.

[53] HACEIN-BEY-ABINA S, VON KALLE C, SCHMIDT M, et al.

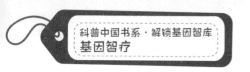

LMO2-associated Clonal T Cell Proliferation in Two Patients after Gene Therapy for SCID-X1 [J]. Science, 2003, 302 (5644): 415–419.

[54] DE RAVIN S S, WU X, MOIR S, et al. Lentiviral Hematopoietic Stem Cell Gene Therapy for X-linked Severe Combined Immunodeficiency [J]. Sci Transl Med, 2016, 8 (335): 335.

[55] GUPTA R K, ABDUL-JAWAD S, MCCOY L E, et al. HIV-1 Remission Following CCR5Δ32/Δ32 Haematopoietic Stem-Cell Transplantation [J]. Nature, 2019, 568 (7751): 244–248.

[56] GUPTA R K, PEPPA D, HILL A L, et al. Evidence for HIV-1 Cure after CCR5Δ32/Δ32 Allogeneic Haemopoietic Stem-cell Transplantation 30 Months Post Analytical Treatment Interruption: A Case Report [J]. Lancet HIV, 2020, 7 (5): e340–e347.

[57] ARAGONA M, BLANPAIN C. Gene therapy: Transgenic Stem Cells Replace Skin [J]. Nature, 2017, 551 (7680): 306–307.

[58] HIRSCH T, ROTHOEFT T, TEIG N, et al. Regeneration of the Entire Human Epidermis Using Transgenic Stem Cells [J]. Nature, 2017, 551 (7680): 327–332.

[59] KEELER A M, FLOTTE T R. Recombinant Adeno-Associated Virus Gene Therapy in Light of Luxturna (and Zolgensma and Glybera): Where Are We, and How Did We Get Here? [J]. Annu Rev Virol, 2019, 6 (1): 601–621.

[60] MENDELL J R, AL-ZAIDY S A, RODINO-KLAPAC L R, et al. Current Clinical Applications of In Vivo Gene Therapy with AAVs [J]. Mol Ther, 2021, 29 (2): 464–488.

[61] HONG M, CLUBB J D, CHEN Y Y. Engineering CAR-T Cells for Next-Generation Cancer Therapy [J]. Cancer Cell, 2020, 38 (4): 473–488.

[62] HUANG R, LI X, HE Y, et al. Recent Advances in CAR-T Cell Engineering [J]. J Hematol Oncol, 2020, 13 (1): 86.

[63] LI L, ZHU X, QIAN Y, et al. Chimeric Antigen Receptor T-Cell

Therapy in Glioblastoma: Current and Future[J]. Front Immunol, 2020, 11: 594271.

[64] 杜萌，朱宝生，吕涛. 地中海贫血致病机制及基因治疗进展 [J]. 医学动物防制，2017, 33 (01): 58–61.

[65] LOCATELLI F, THOMPSON A A, KWIATKOWSKI J L, et al. Betibeglogene Autotemcel Gene Therapy for Non-β0/β0 Genotype β-Thalassemia [J]. N Engl J Med, 2022, 386 (5): 415–427.

后记

[66] 牛煦然，尹树明，陈曦，等. 基因编辑技术及其在疾病治疗中的研究进展 [J]. 遗传，2019, 41 (07): 582–598.

[67] 吕舟舟. 基因编辑技术应用的安全性伦理审视 [D]. 南京师范大学，2019.

[68] 李春辉，胡泊，翁郁华，等. 基因治疗的现状与临床研究进展 [J]. 生命科学仪器，2019, 17 (Z1): 3–12.

图片来源

第一章 上医治未病——基因疫苗横空出世

[1] 马尔堡病毒：https://commons.m.wikimedia.org/w/index.php?search=%E6%A4%8D%E5%8E%9F%E4%BD%93&title=Special:MediaSearch&type=image

[2] 埃博拉病毒：https://commons.m.wikimedia.org/w/index.php?search=%E5%9F%83%E5%8D%9A%E6%8B%89%E7%97%85%E6%AF%92&title=Special:MediaSearch&type=image

欢迎来到科普互动区！

　　亲爱的读者朋友，感谢你读完这本书，和我们一起领略了基因的智慧，相信你在阅读的过程中一定收获不少。

　　基因知识"浩瀚如海"，本书所能讲述的也仅是"沧海一粟"，如果你在阅读过程中有新的疑问或想法，可以通过邮件与我们的作者联系互动，我们愿与你一起走进基因科学！

　　提问方式： 发送邮件到作者的邮箱，提出你的问题，就有机会得到作者的回答并获得科普图书

　　邮箱地址： csab@caas.cn

　　邮件主题请注明"【基因科学达人问】"

　　快来和作者互动吧！